日に
ふとん でできる

快眠 1分 マッサージ

楽ゆる整体
永井峻

自由国民社

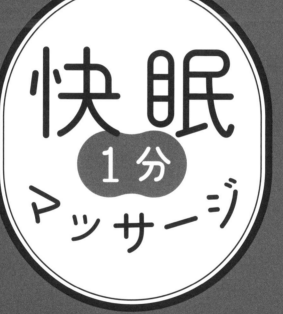

はじめに

「眠りが浅いんです……」という相談をよく受けます。

「コロナ以降、睡眠の質が悪くなりました」という声も、非常に多いです。

「まったく眠れない、というほどひどくはない」ものの、

「ぐっすり眠れた感じや、疲れが抜ける感じがしない」。

「朝からだるかったり、ボーッとしたりして、日中なのに眠たい」し、

「頭も気分もパッとしないというか、冴えない感じをなんとかしたい……」。

この本を手に取ってくださったあなたにも、
これらに近いお悩みがあるのではないでしょうか？

結論を先に言ってしまいましょう。
それは「目の疲れのせい」である可能性が高いです。

ぼくは自律神経を専門にしている整体師です。
そのため、ぼくの整体院に来られる患者さんの多くが、何かしらの「睡眠の悩み」を抱えています。正直なところ、その原因はたくさんあります。

首やこめかみや腕のこり、背中の張り、胃腸の疲れ、肝臓疲労、腎臓疲労、自律神経の乱れなどなど、多種多様です。

でも、1つだけ……9割の人によく似た傾向が見つかったのです。

特にこの5年ほどで明確に目立ってきた、共通点。

それが「目のこり」だったのです。

そして、いろいろなケアを患者さんたちと一緒に試していくうちに、非常に興味深いことがわかりました。

睡眠にまつわる悩みや、その原因はさまざまであるにも関わらず、「目のケア」によってほぼ全員が、改善の実感を得られたのです。

これはいったい、なぜでしょうか？

要点だけ先にご説明すると、

・目と脳と自律神経は、深くつながっている。
・そのため、目の疲れはそのまま「神経の疲れ」になる。
・疲れ過ぎると、目にも「こり」が溜まる（肩こりのように）。

・「こる」と固くなり、力が抜けなくなる（＝緊張状態）。
・「目のこり（緊張）」は神経に伝わり、自律神経の「緊張」になる。

つまり、目の疲れがひどい人は、夜になっても「目が冴えてギンギンな状態」や「神経が張り詰めてピリついた状態」から抜け出せないということ。

だから、眠れなかったのです。

これまでにもきっと、眠れるようになるための工夫や対策は、たくさん試してこられたことでしょう。

ただ、それらのなかに「目のこりのケア」はなかったのではないでしょうか。

もしそうであれば、この本は、あなたにまったく新しい可能性を提供できるはずです。


実は、これから紹介するセルフケアのヒントになったのは、アメリカの最先端の整体（アプライド・キネシオロジー）でした。

その整体では「目のロック」という呼び方をするのですが、目がこり固まると神経系の緊張が収まらなくなり、さまざまな自律神経にまつわる症状を引き起こすと考えます。たとえば頭痛、めまい、疲れやすさ、判断ミス、情緒不安定……。

そして、不眠です。

逆に「目のロック」を解除すれば、それらの症状すべての改善が期待できる、というわけです。

実際に整体の現場で試して来たなかで、この「目のロック解除」による回復効果が、驚くほどに良かった。

それでぼくは「なんとかセルフケアにできないか」と試行錯誤を繰り返して来ました。そしてその過程で、元々の技術には含まれていなかった「筋膜をゆるめる効果」や「血流を呼び込む効果」などをプラスしました。

そうやって生まれたのが、本書で紹介する「目のこりほぐし」です。

くわしくは本編でわかりやすく解説しますが、その特長は、

・1分ほどでできる
・「ひねって揺らす動作」を3か所でやるだけ
・「布団の中にいるまま」すぐできる
・力も技術も知識もいらないから、簡単で楽
・やっていて気持ちいい
・眠気を呼びこむ（＝自律神経をゆるめる）効果がある

といったセルフケアです。

もちろん、ぼくの整体院の患者さんや整体スクールの生徒さんたちにも試作バージョンを実践してもらいましたし、かなりの数（500件以上）の「効果検証」が済んでいます。

それを書籍化にあたってさらに改良したものを、これからお伝えしたいと思います。

目と睡眠の問題は、健康や寿命はもちろん、仕事や生活の充実度をも左右します。

新しいアイデアでできたものだからこそ、できるだけわかりやすく解説していきます。

実際に「あなたに合うものかどうか」を判断しやすくするために、目のこりをチェックする方法もご紹介しています（40ページ）。

ぜひこの最新の整体の知恵を、お試しください。

目次

第1章

なぜ、ぐっすり眠れない人が激増したのか？

第2章 「現代型の浅い睡眠」を解消するポイント

第3章

ぐっすり眠れる「目のこりほぐし」

第4章

睡眠がさらに深くなるコツ

第1章

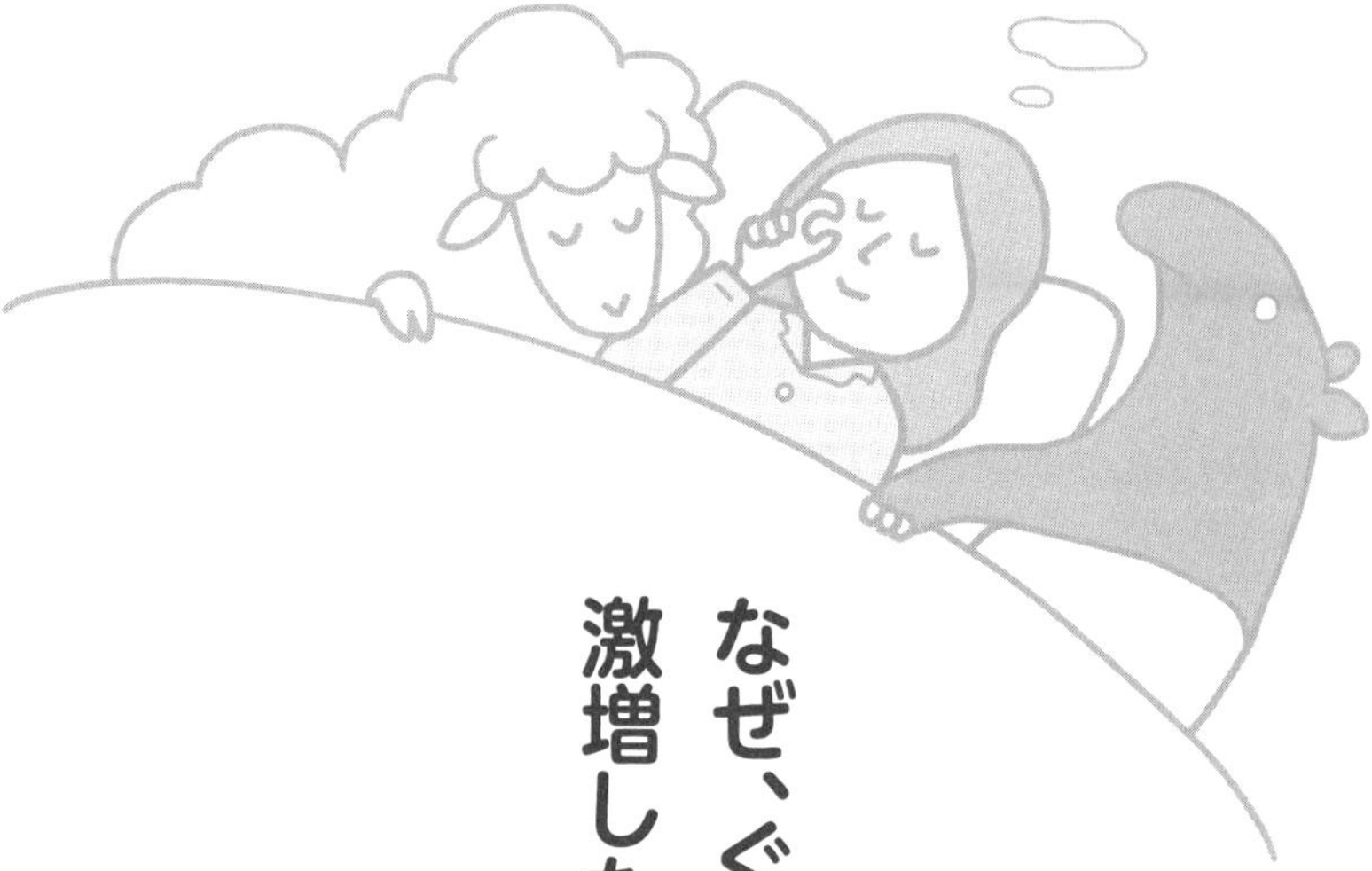

なぜ、ぐっすり眠れない人が激増したのか？

新事実！「目の疲れ」が眠りをさまたげる

「疲れてるし眠たいのに、眠れない……」

布団に入った後で、こんなふうに悩むことが誰にでもあると思います。

ただ、これはよく考えてみると不思議ですよね。

「そもそも眠たくない」というのなら、まだわかる。

でもどうして、眠たいし寝る準備もできているのに、眠りに入れないときがあるのでしょうか？

その一番の理由は「目の疲れ」です。

……はい、これはきっと、すぐにはピンとこないですよね。

順を追って説明すると、目には睡眠に関わる重要な特徴が2つあります。

1つは、興奮しやすいということ。

もう1つは、脳とのつながりが深いことです。

まず、目が興奮しやすいのは、実感しやすいのではないでしょうか。

「目を見開く」「目が血走る」といった言い方をする通り、ぼくらの興奮は真っ先に目に現れます。また、興奮すると「つい力が入る」ので、疲れが倍増することになります。

そして、この「目の興奮や疲れ」は、脳に伝わってしまうのです。

そもそもの成り立ちとして、目は、脳の一部がくびれてできます。位置的にも脳のすぐ近くにあり、視神経で太くつながっているため、目の影響はダイレクトに脳に行く。それこそ、目が血走っているような状態の人は「頭に血がのぼっている」とも表現されますよね。

要するに、目の疲れは脳の疲れですし、目の興奮は脳の興奮でもあるわけです。

そして、脳と自律神経は、当然つながっています。

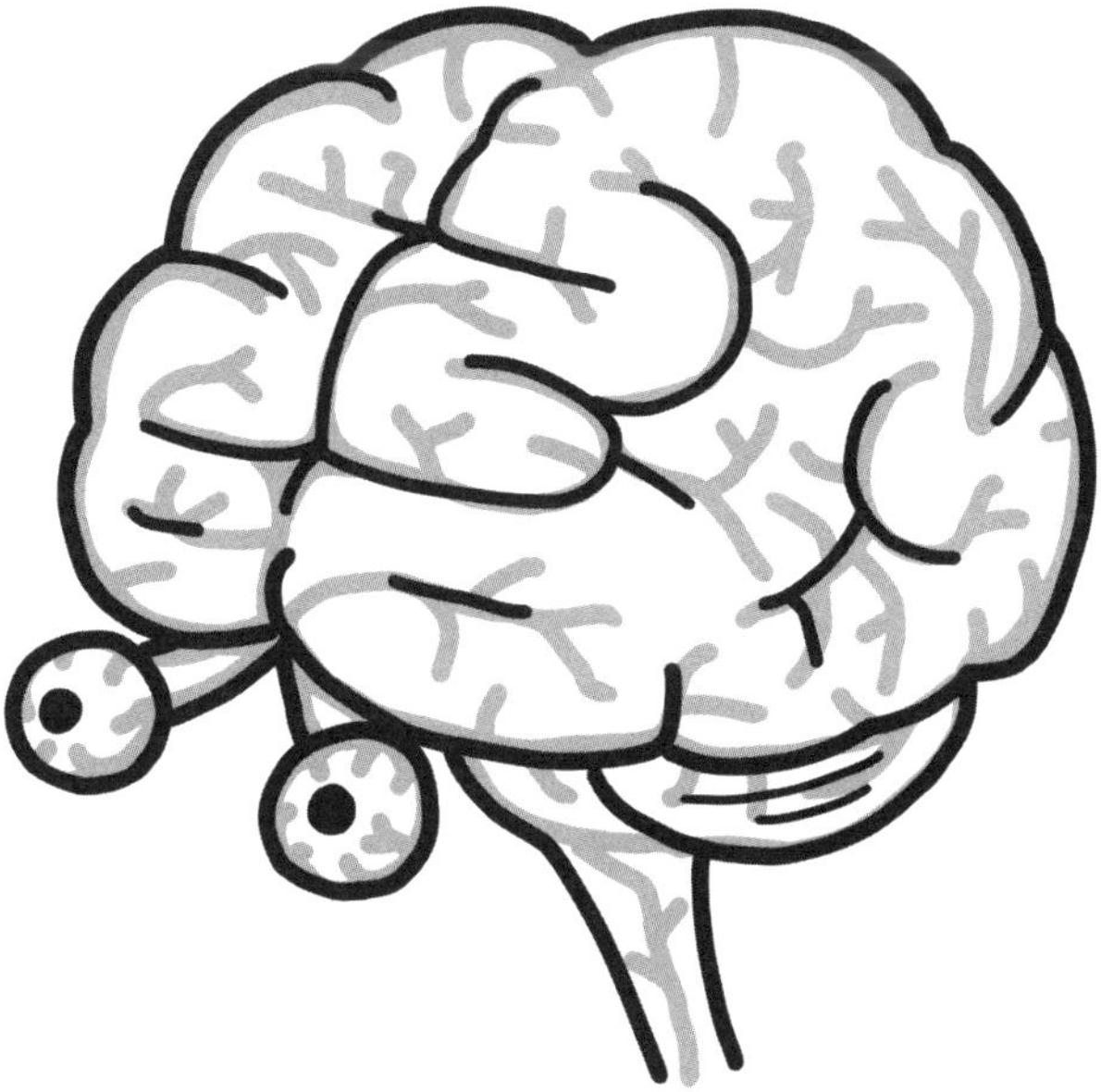

脳と目の距離はとても近い。

つまり、目の疲れがひどいときは、目や脳に興奮があり、自律神経が「戦うスイッチ＝交感神経」のほうに傾いているということ。

だから、眠れなくなるのです。

疲れているから休みたいし、眠たくもある。

ただ、神経は張り詰めているから、入眠にブレーキがかかってしまう。

――これが、眠りが浅い人の典型的なパターン。

いわゆる「体は眠たいけど、目や脳は眠たくない」という状態なのです。

そして、目の疲れが眠りをジャマしてしまう理由が、もう一つあります。

「目が冴えている」なら、眠れないのは当然 ～眠気は目からやって来る～

眠たくって、目をこするとき……ありますよね？

マンガでもよく使われる表現ですが、眠気というのは目からやって来ます。

逆に言うと、目が疲れすぎて興奮していると、眠気がいわば……『相殺』されてしまうのです。

これこそが「目が冴えて眠れない」という状態です。

そんな風に、眠気を弱めてしまうだけでも問題なのですが、目の疲れにはもう一つ、怖い面があります。

疲れた目は血流が悪くて乾いていきます（その乾きを補うために充血して赤くなります）。乾いて血流が足りないと、筋肉と同じで、固くなって動きが悪くなります。

すると「寝落ち」がしにくくなるのです。

ちょっとした睡眠の雑学ですが、ぼくらが「寝落ち」するとき、目はどこに行くか、ご存じですか？

――答えは、上です。

実際に寝ている人のまぶたを持ち上げると、黒目が上へ上がっていて白目をむいています。「ベル現象」という名前が付いているそうですが、これも、マンガでよく見かけますよね。

つまり、目が疲れて固くなっていると、この「寝落ちのときの目の動き」がスムースにいかなくなるのです。

たとえば眠れないときに、「まぶたを閉じておくのに力がいる」とか「なんだかまぶたを閉じていられない」といった感覚になったことがありませんか？

これも、目の疲れ（による固さ）が入眠をジャマする理由なのです。

つまり、ここまでをまとめると、目の疲れは、

1. 脳や自律神経に伝わり「神経が休まらない状態」になる
2. 眠気を相殺し、かつ、入眠のための目の動きをジャマする

という2つの方向から、睡眠を阻害していたのです。

恐ろしいほど、目が睡眠に与える影響は、大きい。

ただ、その分だけ逆に、目の疲れが抜ければ……どうでしょう。

ずいぶん眠りやすくなりそうだと思えてきませんか？

寝つきが悪い、途中で目が覚める、疲れが抜けない……は放置NG！

「不眠症というほどじゃないけど、眠りが浅いんです……」

この感覚に近い人が、最近は非常に多いようです。

ちなみに、どういう症状が不眠症と呼ばれるものか、ご存じでしょうか？

くわしくは知らない人が多いようなので、簡単に説明しておきますね。

「実は不眠症だったんだ！」と驚く人もいますし、基準を知っておけば、予防にも役立ちます。

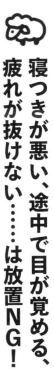

不眠症には大きく分けて3つのタイプがあります。

1. 入眠困難：寝つきが悪い（寝るのに30分~1時間以上かかる）
2. 中途覚醒：途中で目が覚める
3. 早期覚醒：早朝に目が覚めて二度寝ができない

こういった現象が「たまに」ではなく「ちょくちょく」あって「日中に精神や身体の不調を自覚して生活の質が低下する」ようだと、不眠症と診断されます（厚生労働省「e-ヘルスネット」より抜粋・要約）。

また、これらの条件と、ぼくの整体での臨床経験を踏まえると、

4．慢性的な眠気：日中に眠たくなる（食後でない時間にも）

というものも、睡眠が十分取れていないサインだと考えられます。

さて、あなたはどれかに当てはまりますか？

「昔からずっとそうだったから、当たり前だと思ってた」という誤解もよくあるので、要注意です。

不眠症に当てはまる人はもちろんですが、「いつもそう、というわけではないけど、週の半分ぐらいは当てはまる」という不眠傾向がある人も含めて、ぜひこの機会にケアをしておきましょう。

放っておけば自律神経に疲れが溜まり、体だけでなく心にも、いろんな不調のリスクが出てきます。

ただそれだけに、セルフケアの価値は非常に大きい。

生活の快適さや能率、充実感まで上がるポテンシャルが、十分にありますからね。

肩こりより怖い「目のこり」とは？

目にも「こり」があるのを、ご存じでしょうか？

肩こりや首こりを感じる人は多いと思います。あれらと同じで、疲れが一定の基準を超えて定着すると、目を動かす筋肉も「こり固まる」のです。

たとえば、集中して何かを見ることを「目を凝らす」と表現しますね。

実はこの「凝らす」は、「こり（凝り）」と元は同じ言葉です。つまり、目を集中して使う時間が長ければ長いほど、目にも「こり」が溜まっていくことになるのです。

さて、どうして「目のこり」のお話が重要なのか。

まずはもちろん、睡眠のジャマになるから、ですね。

ただ、それだけではありません。

実は、首や肩のこりの原因が目のこりである事例が、激増しているのです。


「首こりや肩こりは、いくら揉んでもキリがない」と感じている人も、きっと珍しくないでしょう。しかしそれは、首こりや肩こりというものが、しつこい性質だから……ではありません。

本当の理由は「首こりや肩こりの原因が首や肩にはないから」です。

たとえるなら、草むしりと一緒です。

目立って伸びている葉や茎の部分をいくら刈ったところで、キリがないですよね。なぜなら、その草の元である根っこは、地中にあるからです。

首こりや肩こりも同じで、首や肩といった「表面」に出ているつらさは、葉や茎のようなもの。根っこのほとんどは、表からは見えない「地中」にあるのです。

そして、首や肩のこりの根っこの代表的な一つが、目なのです。

では次に、どうして目のこりが、首や肩に影響するのでしょうか。

これはあなた自身の手で触ってみてもらうと、わかりやすいでしょう。

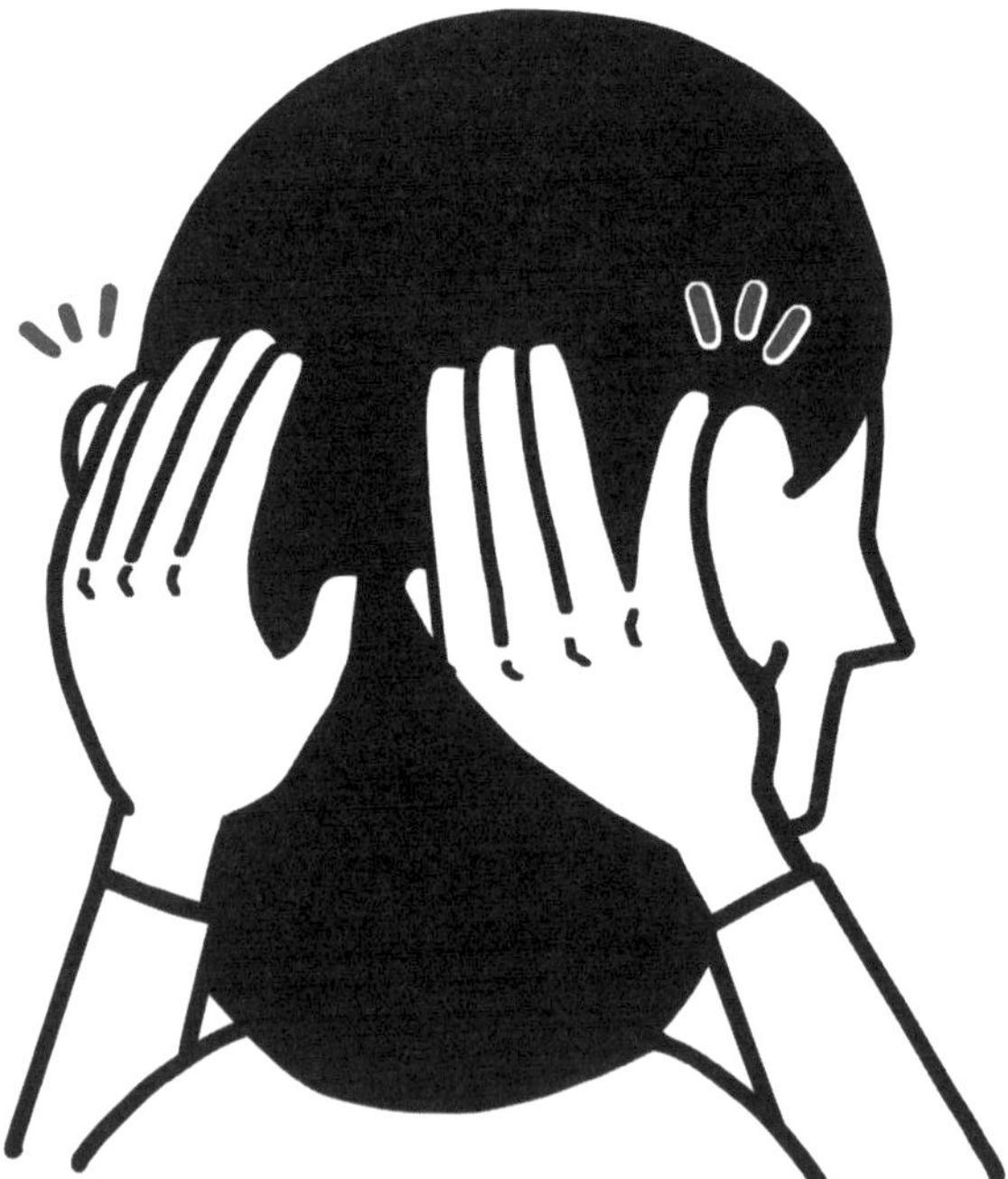

このイラストのように、後頭部にペタッと両手を当ててみてください。位置はだいたいで良いのですが、小指が少し耳に触れるようにしましょう。

そして、目だけで（顔は動かさずに）思いっきり上を見てみましょう。次にパッと目線を正面に戻します。またグイッと目線を一番上まで上げてみます。

この動作を2～3回繰り返してみましょう。

おそらく、頭に触れている手で、後頭部や耳が「ピクッ」と動くのを感じるのではないでしょうか（個人差があって、あまり動きを感じない場合もあります）。

ポイントは、目をコントロールする大事な筋肉が、後頭部にあるということです。

そのため、目の疲れが溜まると、後頭部も「こり固まる」ことになるのです。

また、後頭部には、肩や背中につながる筋肉（僧帽筋《そうぼうきん》といいます）や、首を通って背中や腰までつながる筋肉（脊柱起立筋《せきちゅうきりつきん》）が付いています。

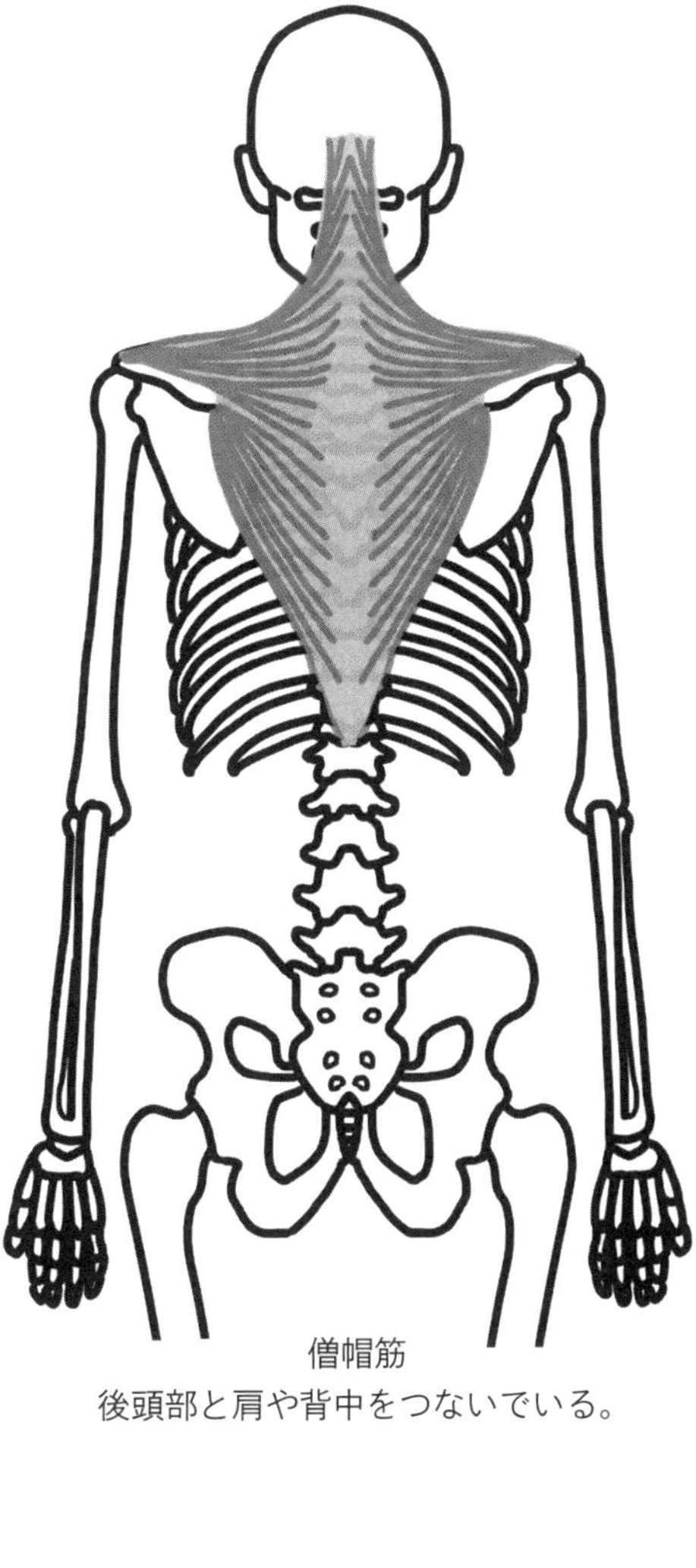

僧帽筋
後頭部と肩や背中をつないでいる。

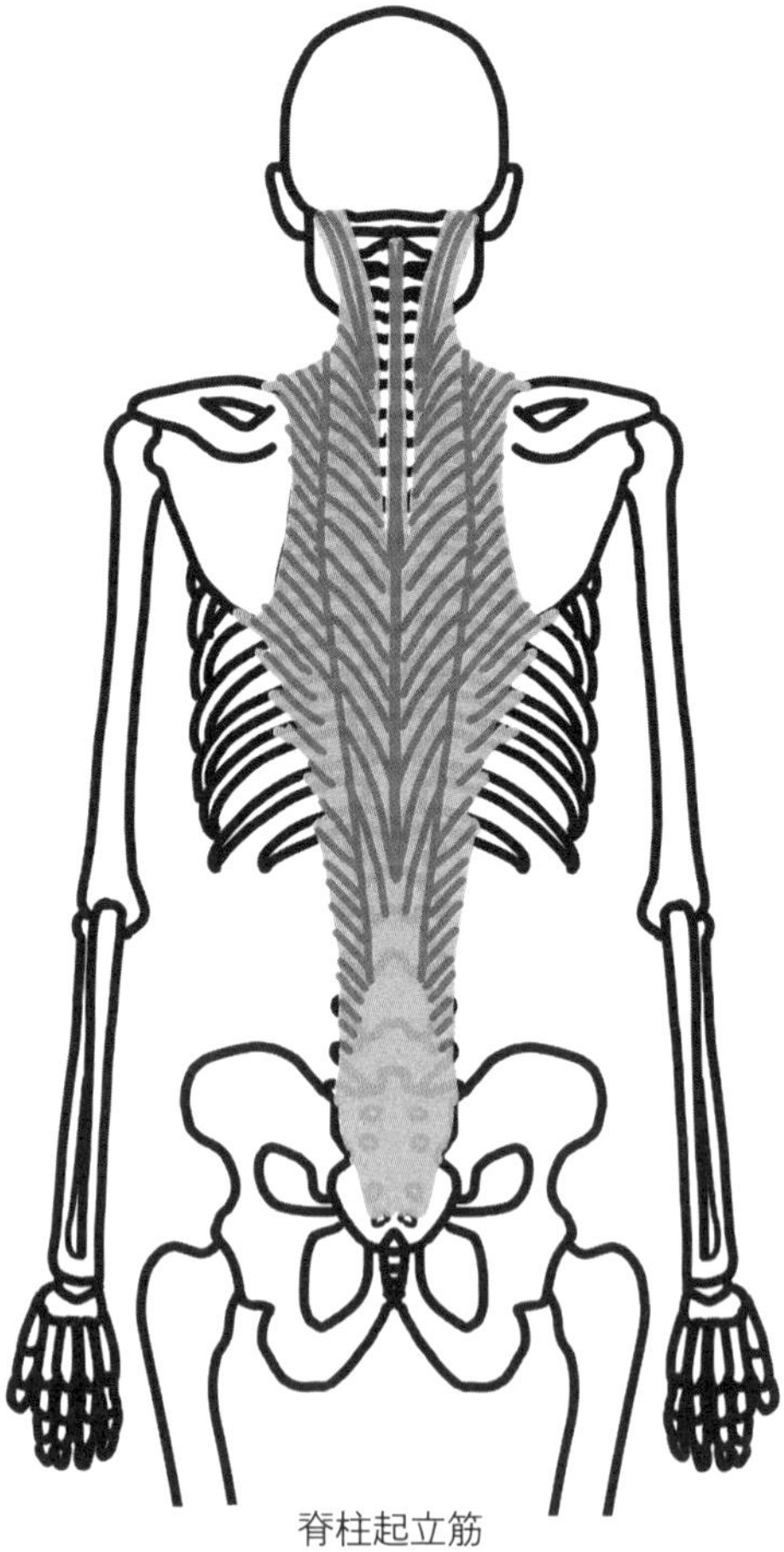

脊柱起立筋
首から背中や腰までつながっている。

実は、このように同じ場所に付いている筋肉たちは、そのなかの一つが疲れて固くなるだけでも、すべてがセットで固くなります。血流や神経の滞りが互いに影響し合うからです。

この仕組みのせいで「こりが連鎖していく」という現象が起きます。

その代表例が、目 → 後頭部 → 首 → 肩 → 背中……とつながる「こりの連鎖」なわけです。

すみません、話が少しマニアックになりましたね。

ただ、覚えておいてほしいことは、シンプルです。

一つは、目の疲れを放っておくと、首こりや肩こり、背中の張りなどに連鎖していくということ。

もう一つは、睡眠の不調だけでなく、今感じている首こりや肩こりなども、目のケアで解消される可能性があるということです。

9割の人が問題あり！……目のこり度チェック

では、今のあなたの「目のこり」は、どれぐらいでしょうか？

まず一番はっきりわかるのは、実際に目の動きをチェックするやり方です。

早速、試してみましょう！

1．目をめいっぱい上下に動かしてみる。

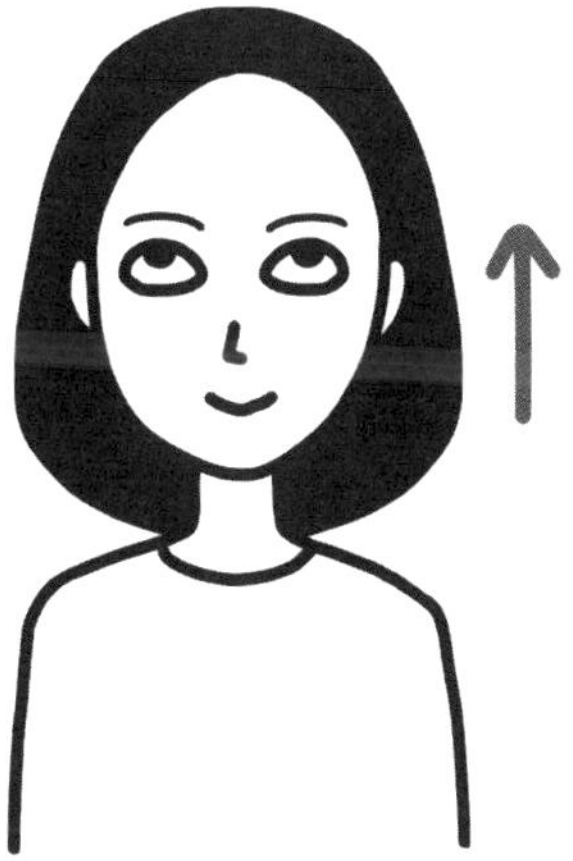

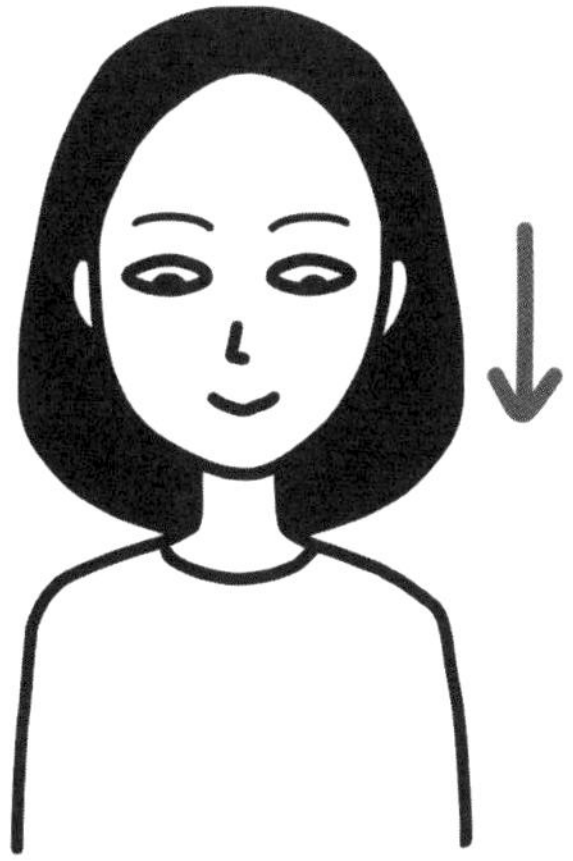

2．目をめいっぱい左右に動かしてみる。

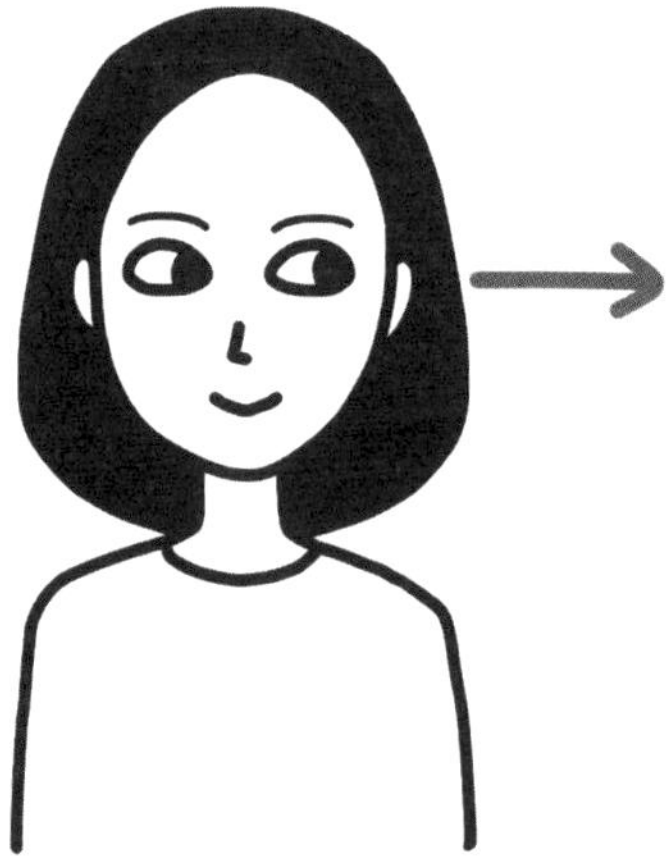

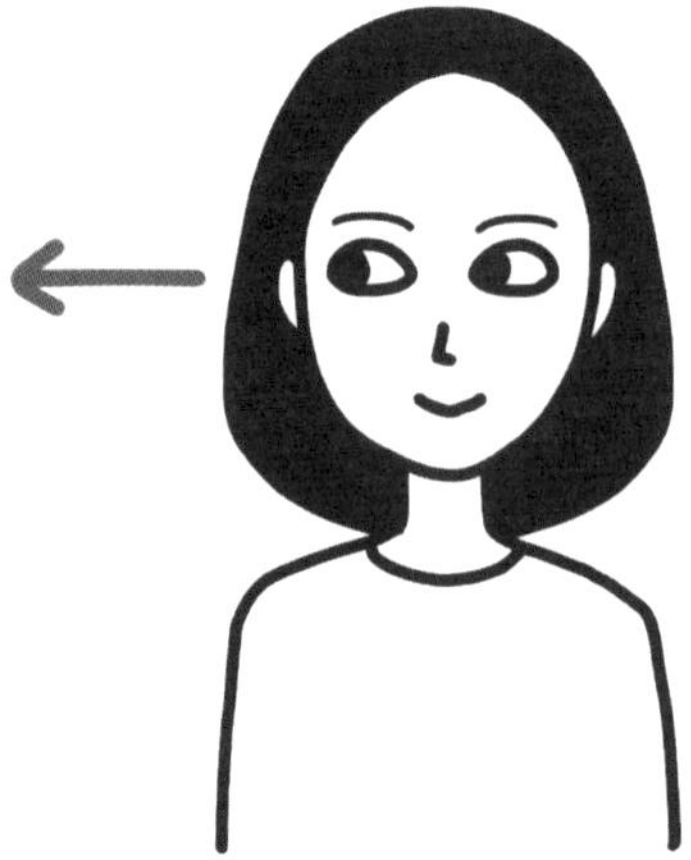

3．目を左回り・右回りにそれぞれグルリと大きくまわしてみる。

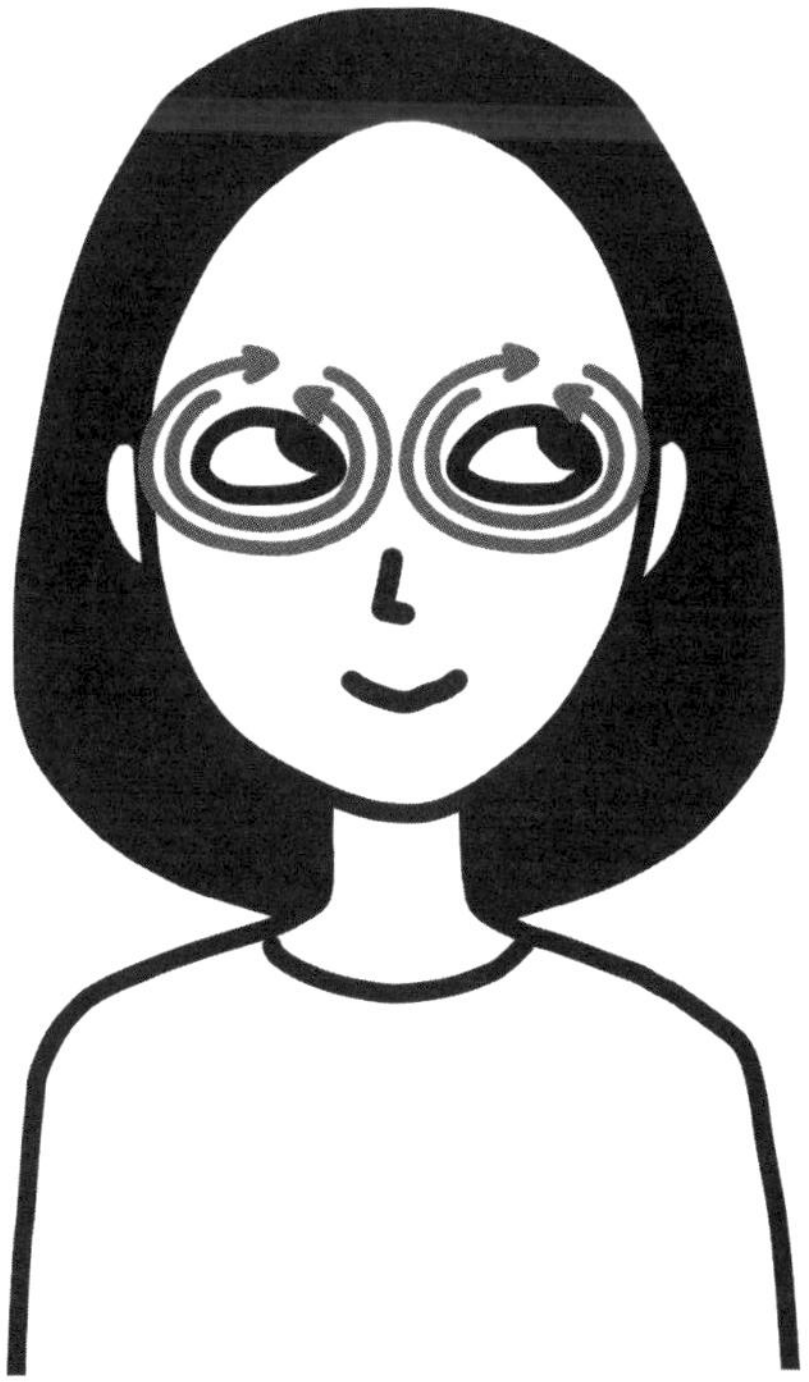

これらの動きは……無理なく行えますか？

【チェック基準】

○：問題なし……上下左右・左回り・右回りの動作に差や違和感がなく滑らか

△：こり有り……動かしにくい、または違和感が出る方向がある

※：こり強い……方向によって痛みやフラつき感、気持ち悪さがある

この3つのどれに近いですか？

補足すると、「問題なし」だと感じても、疲れや乾きが溜まっているケースが

あります。こりに慣れると当たり前のように感じたり、痛みや違和感に鈍くなったりするためです。

「こり有り」や「こり強い」に当てはまる場合は、睡眠の質が下がっている「もったいない状態」。睡眠の悩みの原因が目にある可能性も高く、頭痛、めまい、イライラ、疲れやすさといった症状があるなら、目のケアで改善できるはず。

念のために、もう一つ。

感覚を探るのが苦手な人向けに、自覚症状でわかるチェック方法もお伝えします。

次の8つのうち、いくつに当てはまるでしょうか？

□目の奥がズーンと重くなる、または痛くなることがある。
□目が乾きやすく、ゴロゴロした異物感がある。
□目が充血していることが多い。
□焦点がすぐ合わない（時間がかかる）。
□細かいものが見えにくく、目がかすむ。
□まぶたを押すと痛い。
□まぶたがピクピクすることがある。
□建物から外に出ると、まぶしさが目につらい。

0個なら心配いりません。1〜4個で要注意。5個以上なら目の疲れはかなり強いものになっています。

とはいえ、不安になる必要はありません。

現代のようなデジタル環境で暮らしていれば、問題がない人のほうが珍しいぐらいです。また、効果的な目のケアの方法はこれからしっかりお伝えしていきます。

ぜひ、ご自分のペースで目のケアを続けてみて、2週間から1カ月後ぐらいに、またこのチェックをしてみてください。

きっと、ご自分の変化を喜べるでしょう。

それは、目や脳や自律神経といった深い部分の体質改善が、あなたに起きた証です。

仕事でもプライベートでも、目の休まるヒマはない

さて、あなたの目のこり度は、どうでしたか？

この本を手に取ってくださっていることから考えると、ちょっと気になるチェック結果だったのではないでしょうか。

ただ、目の疲れやこりに関しては、「早く自覚したもん勝ち」だとぼくは思っています。というのも目の問題は、どうせ誰もが抱えているストレスであり、リスクだからです。

事実、一日の中で目を使っている時間は、驚くほど長いですよね。仕事でもパソコンを使う機会は多いでしょうし、帰宅してからも……いえ、もっといえば帰宅途中でさえも、スマホやタブレットを目にしている。

今やそんな生活が当たり前ですし、コロナ禍では自宅にいる時間が延び、さらに目を使う時間（＝目の疲れ）はひどくなっている傾向にあります。そのため、目のこりによる健康被害は、みなさん、（無自覚ですが）相当なものなのです。

であれば、目のこり問題のポイントや対処法を先に知るあなたのほうが、他の人より健康面でも仕事面でも有利になります。

ちなみに、

「運動してても何かを見てはいるんだから、その時間も、目を疲れさせることになるの？」

というご質問が出て来そうですね。

これについて説明すると……運動しているときは、視覚ではなく体の感覚をメインに使っているので、いわゆる「目をこらす」ことはありませんし、目に疲れは溜まりません。むしろ目以外の場所も含めて血流が循環することで、目の疲労は減ることになります。

そのため、運動習慣がある人は、目のこりが軽い傾向があります。

ただし、仕事の負担が強すぎる場合は、目のこりが「クセになっている」こともあります。

いずれのケースにしても、目のケアは現代人に必須かつ見返りの多いスキルだと考えて、しっかりマスターしておきましょう。

睡眠はメンタル不調を予防・改善するカギ

「働く人の45％が『メンタル不調』」

「新型コロナウイルスのまん延以降は、ストレスや悩みが増加した人は6割に上る」

――こういった心の不調傾向が、盛んに報道されるようになりました。

（数字はＮＴＴデータ経営研究所などの調査より抜粋）

実は、睡眠に悩みがある人は、メンタルにも不調を抱えている確率が高くなります。「気力が湧かない」「気持ちの切り替えが難しい」「細かいことが気になる」といった悩みを聞くことが、非常に多い。

わかりやすい例が「徹夜明け」です。

徹夜明けに、気力がみなぎっていたり、積極的だったり、明るかったりする人は珍しいですよね。眠れていないということは、それこそ「神経が休まっていない状態」なわけです。

また、睡眠不足が、ストレスに対抗するホルモンである「コルチゾール」のバランスを乱すことも、脳の研究によって明らかになっています。

そして、これは希望でもあるのですが、神経の疲れとメンタルの疲れはかなりの部分で重なっています。ぼくらの体には、疲労が重なると「エネルギーを節約するために、やる気や積極性を低下させて活動を抑える」という安全装置のようなものがあります。その安全装置が働くきっかけとしても、特に神経疲労は大きな影響力を持っている。

つまり、ここまでのお話をまとめると、目と自律神経、そして睡眠とメンタルは、深くつながり合っていることになります。

……ということは？

「目のケア」が、それらすべてを改善するカギになるのです。

第2章

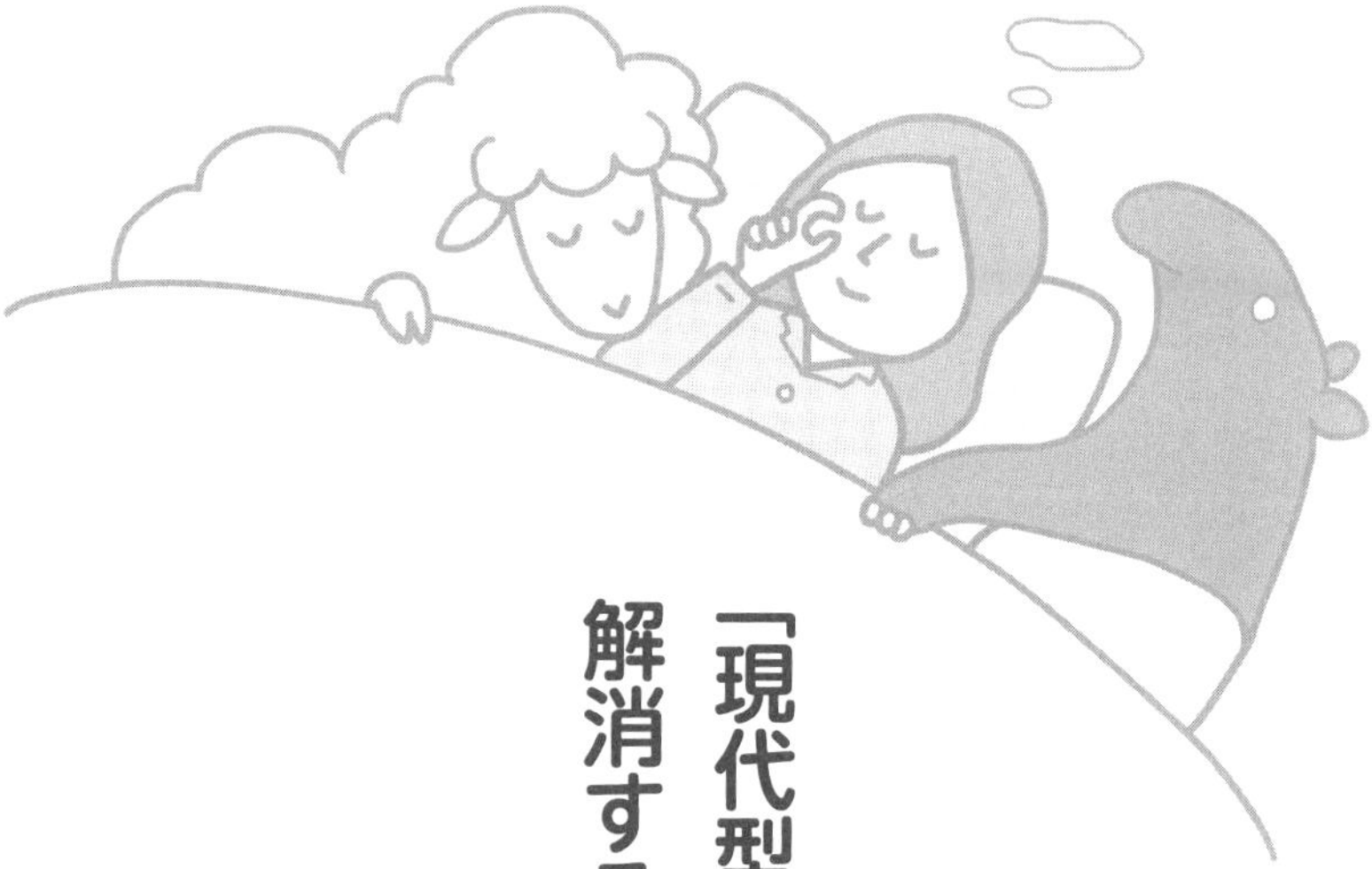

「現代型の浅い睡眠」を解消するポイント

自律神経が「お休みモード」になる3つの条件

ここまでは、浅い眠りと目のこりとの関係を見てきました。
次に押さえておきたいのは、解決策ですね。
そもそもぼくらは、どうすれば深く眠れるのでしょうか？

一番大切なのは、自律神経です。

「頑張るモード」である交感神経と「お休みモード」である副交感神経で、からだ全体のバランスをとるのが、自律神経の役割です。

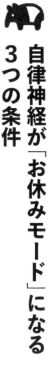

つまり、夜にしっかり「お休みモード」になれていれば、ぐっすり眠れるというのが、大原則です。

ではどうすれば、この自律神経の切り替えを上手にできるのでしょうか？

条件は3つあります。

1. 神経を落ち着ける
2. 「局所疲労」の解消
3. 思考をしずめて感覚優位へ

逆に言うと、これらがうまくできないために自律神経が乱れ、睡眠がジャマされています。重要なので、それぞれ簡単に解説しますね。

まずは「1．神経を落ち着ける」について。

そもそも興奮があると、眠れません。この事実は、小さい子どもを思い浮かべるとわかりやすいですね。寝る直前まで何かに夢中だったりすると、なかなか寝つきません。実はこれ、大人でもまったく同じです。

興奮は「頑張るスイッチ」である交感神経をたかぶらせてしまいます。

寝る前には興奮するようなことを避ける。また、興奮の逆である「鎮静」、つまり落ち着くようなことを増やせば、入眠を助けることができます。

次に「2.『局所疲労』の解消」について。

からだの特定の場所に偏って溜まる疲れのことを「局所疲労」と呼びます。

これと対になるのが「全身疲労」で、こちらのほうが有名ですね。

全身疲労のことがよくわかる代表例は、水泳です。

全身がバランスよく疲れるため、疲れの質が心地良く、神経を乱しません。それこそ学生時代、水泳をした後の授業での強烈な眠たさは、多くの人が体験済みでしょう。

これとは逆に作用するのが、局所疲労です。

たとえば「あお向けで寝ていると腰が重だるくなって眠りにくい」という悩みがよくあります。

これは、腰に疲労が集中してしまい、それが「気になる」状態です。心地良くないのはもちろん、神経を「逆なで」するように作用します。

何か気になることがあると神経がピリピリする（≒緊張する）、というつながりはイメージしやすいかと思います。

心配ごと、隣の部屋から聞こえる物音などといった外部の気になることもそうですが、「自分のからだの中にある気になること」もやはり神経をピリつかせ、睡眠をジャマしてしまうわけです。

ちなみに「局所疲労」が最も多く起きる場所は、どこでしょう？

——そう、目なのです。

最後に「3．思考をしずめて感覚優位へ」について。

「つい考えごとをしてしまって眠れない」という体験は、ありますか？

思考はそもそも「脳を活動させる＝神経を使うこと」なので、自律神経を「頑張るモード」に寄せてしまうのです。

そうではなく「お休みモード」に入るには、感覚のほうを使うことが有効です。

実際に、眠りを深めるために有効とされる方法の多くは、ぼくらの思考をしずめて、感覚を優位にさせるものです。

瞑想や音楽も、入浴や体操やストレッチも、アロマテラピーや目の温熱療法や自律訓練法も……すべてが共通して、思考と神経をしずめ、心地良い感覚刺激でリラックスへみちびくものです。

こうやって見てくると、いかに現代の生活が「自律神経を興奮させるものごとに満ちているか」が、よくわかりますよね。

３つもある条件を満たすのは、非常に難しく思えるかもしれません。

ただしここで、良いニュースがあります。

「目のこりのケア」ならば、３つの条件をすべて満たします。

つまり、神経を落ち着け、局所疲労が一番溜まる目と脳をダイレクトに癒しつつ、感覚優位にもしてくれる。

これらの睡眠条件を一発で叶えられるものだからこそ、ぼくはこの健康法を本にしたのです。

なぜ、一般的な睡眠改善法が効かない人が増えた？

「寝る前のスマホをやめるのが、なかなか難しくて……」

「いくつかの睡眠改善法を試したんですけど、あんまり効果が実感できませんでした」

そんな声を、よく聞きます。

実は、一般的な睡眠改善法が有効じゃないケースが、増えているのです。

なぜでしょうか？

主な原因は2つです。

1つ目の原因は「対策が重すぎること」です。

そもそも、睡眠改善法の多くは「本格的な不眠症の人向け」につくられています。

たとえば、休みの日も同じ時間に起きる、朝日をしっかり浴びる、食事の時間を一定にする、寝室の環境を整える、運動を習慣にする、布団に入る1時間半前に入浴する……などなど。

きっと、目にしたことがあるものも多いですよね？

改めて書き並べてみても明確なのですが、毎日の習慣を変えるものや、手間ヒマがかかるものが多く、その上「長期的に効いていくもの」ばかりです。

もちろん、続けていけば効果の出るものも多いはずなのですが、続けることはおろか「始める」ことさえ、少し大変です。不眠症の人がお医者さんの指導などを受けて本気で取り組むのならまだしも……「ぐっすりとは眠れない」といった悩みの人には「正直、コスパが悪い」のです。

もう一つ。従来の睡眠改善法が効かないことが多い2つ目の原因は「目のケアが含まれていないこと」です。

これについては前の章でも説明しましたが、「目のこりのせいで眠れない」という発想は新しいものなので、その対策も〝手つかず〟だったのです。これは本当に重要なことで、要は、不眠をはじめとした睡眠の不調の原因が、時代とともに変わって来ているのです。

原因が変われば、有効な対策ももちろん、変わります。

「視覚を酷使する社会」で「視覚のケア」が必須になってくるのは、実は、とても自然な流れなのだと思います。

疲れてるし眠たいのに、眠れない……その理由は？

「目が冴えたまま」だから、疲れているのに眠れなくなってしまう。

このメカニズムは、第1章でも説明した通りですね。

仮に、他のすべての睡眠条件が〝理想的〟であったとしても、目が冴えてしまっていれば、ぐっすり眠ることはできません。

ちなみに、一般的な不眠対策の中でも特に重要なのは「寝る前30分〜2時間はスマホやパソコンをさわらない」というものです。これをマジメに実行しただけで眠れるようになった、という人もいます。

ただし、それでは改善しないケースも最近は珍しくありません。

なぜなら「目のこりはクセになるから」です。

それこそ、先ほど紹介した「目のこり度チェック」（40ページ）で、目を上下左右に大きく動かしたり回したりしたときに違和感や不快感があった人は、要注意。それは、目がこり固まっているために、苦手な方向ができてしまっている状態なのです。整体で「目のロック（固定化）」と呼ばれる現象です。

そんな風に目のこりが長く続いてクセになってしまっている場合は、寝る前だけスマホをしないというぐらいでは、目はゆるみません。目が冴えたままになるので、それが副交感神経……つまり、リラックスをジャマしてしまう。

「気になるものがあると神経がピリピリするため眠りにくい」という原則を先ほどお話しましたね。これはもちろん、目についても同じです。それどころか、違和感などがあるときに気になる度合いが1位だといってもいいポイントが、目ですよね。小さなゴミが付いたぐらいであんなにつらいのは、目ぐらいのものです。

目にこりがあること、そしてそれがクセになるということは、ずっと気になる

（＝緊張を強いられる）何かが存在する、という意味になるのです。
結論。「目のこり」の多くは、休めるだけでは解消しません。
直接ケアして、ゆるめてあげましょう。

布団に入ってからでもできる対策こそが必要

「眠れない」と悩むときって、どこにいますか？
どんな質問やねん！　と思われるかもしれませんね（笑）。
ただ、ぼくがこの本を書きたいと思った一番のきっかけは、これだったのです。

たとえば「本当に困ったときに誰かがそばにいてくれる」ことは、心強い支えになりますよね。それはもう、長く記憶に残るほどに。

これは、セルフケアでも同じだと思うのです。

「本当に困ったとき、その場ですぐ使えるもの」こそが、真の支えになるはず。

眠りが浅くて悩んでいる人たちの話をヒアリングしてきてわかったのは、彼ら・彼女らが、布団の中で一番よく悩む、ということです。

「明日も仕事なのに、なんだか今日は眠れない……」

「体調を良くするためにもしっかり眠りたいのに、途中で目が覚めちゃった」

――そんなときに、いったん布団から出ないとできない睡眠対策はおっくうですし、布団から出た時点で眠気がますます遠のいてしまいます。もちろん、朝日を浴び直すとか軽く汗をかく程度の運動をするといったことも、この時点からでは現実的ではないでしょう。

これこそ、従来の睡眠対策の弱点ではないでしょうか。

そして、「どうしたらいいんだろう」と悩むことはおろか、「眠るためには何をしたらいいのか」と前向きに思考を働かせることさえ、意識を覚醒させてしまいます。

じゃあ一体、どんな対策なら布団の中でも有効なのか。

それは目のマッサージです。

これなら布団の中にいるままで、心地良さを感じつつ、覚醒することがないどころか眠気を呼び込みながら――やれるんです。しかも、場所や意識を変える必要がないから、やっている途中でそのまま寝落ちしたっていい。

そういう「布団の中に持ち込める手軽さ」があってこそ、本当に睡眠対策として役に立つはずだ！

その気づきが、この本のはじまりでした。

目がゆるめば、脳も体もゆるむ
～7つの意外なメリット～

この章の最後に、目をゆるめるメリットをまとめておきましょう。

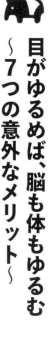

まず、睡眠の質が良くなるとか寝つきが良くなるといったことは大前提なのですが、これにももちろん、理由があります。

ちょっとだけ専門的になりますが、ぼくらの体には「アシュネル反射（眼球心臓反射）」と呼ばれる反応があります。要は「目を圧迫すると、目の後ろからつながる自律神経が落ち着いて、心拍数がゆっくりになる」という現象です。この目と自律神経のつながりを最大限まで利用して、睡眠が深まるように改良を重ねた方法が、これから紹介する「目のこりほぐし」です。眼球を押すわけではありませんが、目のまわりの筋肉と神経にやさしい刺激を加えます。

また、睡眠効果とは別に、7つの効能があります。

頭痛、めまい、首こり、肩こり、集中力、目力、ストレス耐性の改善です。

新鮮に聞こえるものもあると思うので、解説しますね。

頭痛は、目から来る脳の疲れが抜けることで、良くなります。特に目の奥、こめかみ、後頭部に出る痛みが楽になります。

めまいについてはシンプルで、目のこりが抜けて眼球の動きが軽くなることで改善します。逆に言うと、目の動きが鈍くて視界の変化についていけないことが、めまいの原因になりがちなのです。

首こりと肩こりについては、繰り返しになりますが、目のこりが後頭部や首肩のこりとつながっているから、でしたね。特に首こりが抜けた人からは、「いくら揉んでもダメだったのに、目のケアでこんなに首が変わるなんて!」とよく驚かれます。

面白いことに、集中力は目との関係が非常に深い。

たとえば、疲れ目で視界がぼやけていると集中しにくい……という体験は、身近なものでしょう。

「ピント」「フォーカス」といった表現は、集中力を語る上でもよく出てきますよね。

これはそもそも、見るべきところに焦点を合わせて視界を絞りこむことが集中だからです。そして、それらはすべて、目の機能ですよね。そのため、目の体力が戻れば集中力も回復します。

目力については、目の魅力という意味でお伝えしました。

たとえば、近視の人が目をギュッと細めているときって、どうしてもキツイ表情に見えますよね。あれと同じで、目にこり……つまり緊張感があると、きつい印象になります。目がうまくゆるまないため「目だけ笑っていない」ような状態になりやすい。また、目がこっていれば乾きもするため、潤いも減ってしまいます。実はそんな状態の人は多く、目がゆるむと、目の魅力が戻ってくるのです。

最後がストレス耐性ですね。

目の疲労の回復は、そのまま視神経……つまり「神経疲労」の回復です。

また、睡眠が深くなることが、ストレス解消に大きく貢献します。

ちなみに、少し心理的な面から補足すると、ぼくらの「視界の良さ」は不安を軽くします。将来に不安がある状態のことを「先々の見通しが悪い」なんて言いますよね。

この感覚はただのたとえ話ではなく、からだの状態と心の状態とは、つながっています。物理的に「視界が明るい」「見通しがいい」といった状態は、そのまま心理面にもプラスなのです。（これを裏付けるように、曇りや霧の多い……つまり視界が暗い時期に起きる季節性のうつ病も存在します）

さて、ここまで来れば、目のこりを放っておくもったいなさも、目のケアの見返りの大きさも、十分理解していただけたかと思います。

次の章からはいよいよ、実践です！

第3章

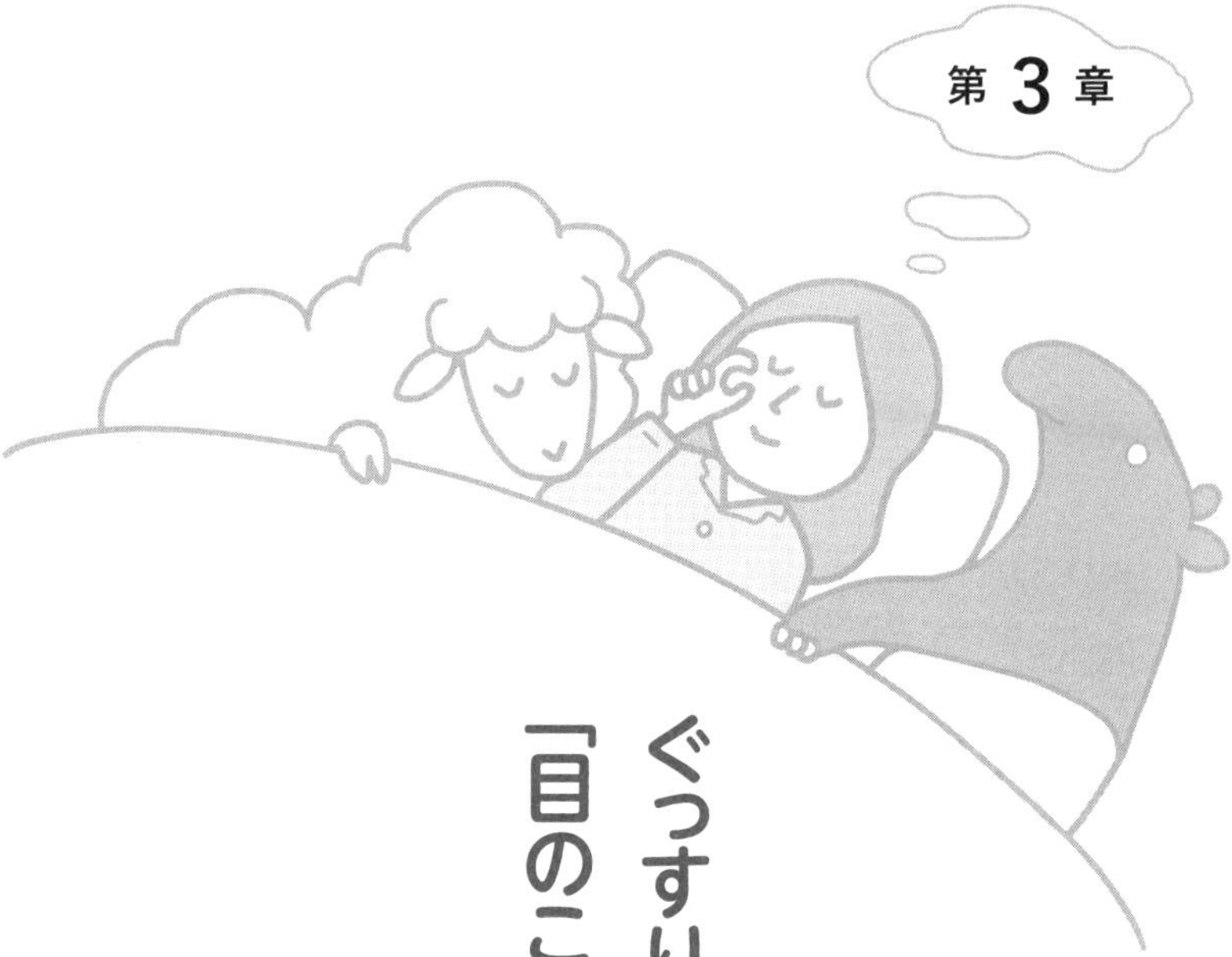

ぐっすり眠れる「目のこりほぐし」

ツボ押しより深く効く「ツボひねり」

眠くなるツボを押してみたことは、ありますか？

耳のまわりやこめかみなどに、有名なものがいくつかあります。

これなら布団に入ってからでも使える！　と、最初はぼくも期待しました。

ただ、不眠に悩む患者さんたちに試してもらうと、問題が出て来ました。

「ツボの場所を探すのに頭を使う（覚醒しちゃう）」

「力加減を間違えると逆に目が覚める」

「布団に入ってからではやりにくいし、腕が疲れる」

といった声があり、思ったほど有効ではありません。

そこで、どんな方法だったら良いのかを試行錯誤しました。

ごく簡単で力加減もだいたいでOKで、逆効果になるリスクもなく、布団に入ってからでもやりやすいし、疲れないもの……。

あれこれ試した末に、すべての条件を満たしたやり方が「ツボひねり」でした。

とはいっても、やり方はごくごくシンプル。

ツボ付近の皮膚をつまんで45度ぐらいひねって揺らす――というだけ。

これなら、皮膚が筋膜やツボを〝巻き込んでくれる〟ので、刺激する場所がだいたいでも大丈夫。力加減や角度の正確さも必要なく、つまんでひねればいいだけなので簡単です。ソフトな刺激なので、疲れません。逆効果のリスクもなく、触るのは顔の中央だけなので、布団に入ってからでも不便なくやれます。（ちなみに、あお向けでも横向きでもうつ伏せでも、まったく問題ありません！）

今回ご紹介する「目のこりほぐし」は、この「ツボひねり」というやり方で、目のこりをゆるめるものです。

大切な前提として、ぼくらの顔は敏感です。

想像してもらったら一発でわかりますが、腕に注射されるのは我慢できても、顔への注射はまったく別のイヤさがありますよね？

目や鼻や耳といった感覚器官が付いていることもあり、顔には神経が集中しているからです。

だから、下手なやり方で顔を触れば不快ですし、不快さは警戒心（＝緊張）を呼び、眠れない交感神経モードになります。また逆に、上手な触り方ならばとても心地良く、鎮静＝眠れる副交感神経モードにも、簡単に持ち込めます。

その証拠に、フェイシャルエステとか、床屋さんでの顔のシェービングは、すごく眠たくなりますよね。

ソフトタッチでできる「ツボひねり」には、それらと似た効果があります。

また、ひねることでストレッチがかかる顔の筋膜には、脳とのつながりが深い感覚神経が存在しているため、リラックス効果はさらに大きいものになります。

そんな風にメリットがたくさんある方法ですが、難しくはないので、ご安心を。

これからわかりやすいイラスト付きでご紹介しますし、実演動画のおまけもあります（156ページ）。

ぜひ、気軽にお試しください。

郵便はがき

料金受取人払郵便

豊島局承認

4482

差出有効期間
2025年10月
31日まで

●上記期限まで
切手不要です。

170-8790

333

東京都豊島区高田3-10-11

自由国民社

愛読者カード　係 行

住所	〒□□□-□□□□　都道府県　市郡(区)			
	アパート・マンション等、名称・部屋番号もお書きください。			
氏名	フリガナ	電話	市外局番　市内局番　番号 (　　)	
		年齢	歳	
E-mail				

どちらでお求めいただけましたか？

書店名（　　　　　　　　　　　　　　　　　　　　　　　　　　）

インターネット　1．アマゾン　2．楽天　3．bookfan
4．自由国民社ホームページから
5．その他（　　　　　　　　　　　　　　　　　　　　　　　　）

ご記入いただいたご住所等の個人情報は、自由国民社からの各種ご案内・連絡・お知らせにのみ利用いたします。いかなる第三者に個人情報を提供することはございません。

『眠れない日にふとんの中でできる 快眠1分マッサージ』
をご購読いただき、誠にありがとうございます。
皆さまのお声をお寄せいただけたら幸いです。

●本書をどのようにしてお知りになりましたか。

□新聞広告で（紙名：　　　　　　　　　　　　新聞）
□書店で実物を見て（書店名：　　　　　　　　　　）
□インターネット・SNSで（サイト名等：　　　　　　）
□人にすすめられて
□その他（　　　　　　　　　　　　　　　　　　　）

●本書のご感想をお聞かせください。

※お客様のコメントを新聞広告等でご紹介してもよろしいでしょうか？（お名前は掲載いたしません）　□はい　□いいえ

ご協力いただき、誠にありがとうございました。
お客様の個人情報ならびにご意見・ご感想を、
許可なく編集・営業資料以外に使用することはございません。

効果が高まる3つのポイント
～自律神経が落ち着く大原則について～

実はストレッチにも「眠くなるやり方」と「目が覚めるやり方」があるのを、知っていましたか？

この背景には「自律神経の大原則」があります。

目のケアに限らず、すべての健康法の効果を左右するぐらい大切なので、ぜひこれは覚えておいてください。

たとえばストレッチでは、力を入れてグッ・グッと速くやれば、「頑張るモード」である交感神経が活性化されます。わかりやすく言うならば、「激しい刺激に反応してテンションが上がる」わけですね。このやり方は準備運動に向くなどの活用法はあるのですが、寝る前には向きません。逆効果です。

一方で、まったく同じストレッチでも、違う効果を出すことができます。力ではなく自分の体重を使って、ダラーンとゆっくり弱めにやれば、「お休みモード」である副交感神経が活性化されます。つまり「優しい刺激に反応してテンションが落ち着く」ほうですね。寝る前に向くのは、明らかにこちらです。

あなたも、睡眠に関してお悩みなはずですから、すでにストレッチや体操を、入眠前にしているかもしれません。習慣をつくって来たこと自体は間違いなく価値があります。

ただ、そのやり方が今紹介した前者のような「力を使う速いやり方」になっていないかは、ぜひチェックしてみてください。もしそうであれば、「力を抜くようなゆっくりしたソフトなやり方」に変えるだけで、睡眠への効果は段違いに良くなります。マイナスだったものがゼロを超えてプラスに逆転するわけですからね。

この自律神経の大原則はもちろん、目のこりをほぐすときにもフル活用しましょう。

「ツボをひねった状態で揺らす」という動きをするわけですが、ここでのポイントは3つ。

1．楽な力で

2．ゆっくり動かして

3．ゆっくり皮膚を手放す

これでこそ、リラックスの副交感神経にスイッチが入る。目のこりがゆるむ効果とかけ算になり、眠気が呼び込まれます（これらは本書で紹介する健康法すべてに共通するコツです）。

ちなみに、良い例との区別を明確にするために「ダメな例」をあえて言うなら

……

×強い力で

×速く動かして

×余韻もなく「パッ」と皮膚を手放す

というやり方です。これらは避けましょう。

すぐ眠りたくて焦っているときは、ついつい「どんどん進めて早く終わらせる」ことに意識が向きがちです。そこをあえて「どうどう」となだめるように、ゆっくり行う。自分の焦りにブレーキをかけるようなつもりで、手は遅めに動かす。そうやって意識をスローダウンさせること自体が、自律神経や、ひいては安眠を助けることになりますからね。

目のこりほぐし①「おでこ」

さて、まず、おでこをゆるめましょう。

■このケアが睡眠を助ける理由

試しに目を大きく開いてみると、おでこの筋肉を使うのがわかるでしょう。

ぼくらの目はパソコンやスマホを見ると「勝手に大きく開く」ので、知らないうちに、おでこに疲労が溜まっています。おでこが固いままだと、まぶたの筋肉も上に引っ張られて固くなるため、「楽に目を閉じる」ことができません。

実はおでこは、ストレス全般とも深くつながっています。

おでこをゆるめて、これらの不眠の種を洗い流してしまいましょう。

■手順

1．まゆ毛の中央のすぐ上の皮膚を、親指と人差し指でつまむ。

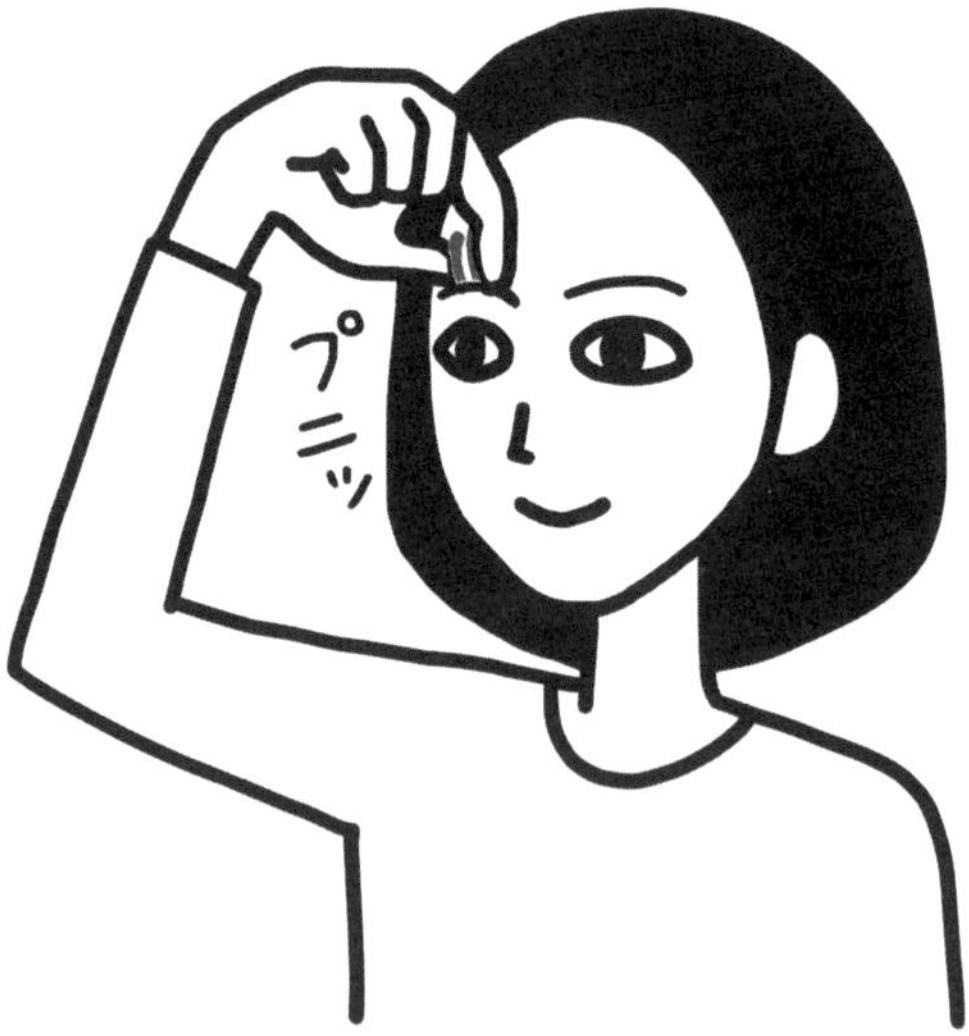

2．その皮膚をつまんだまま45度ぐらいひねり、縦に10回揺らす。

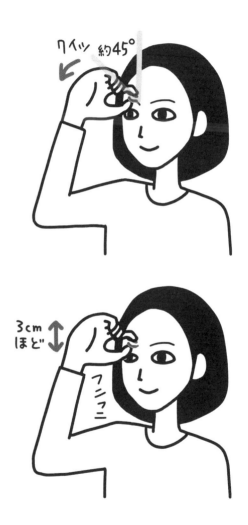

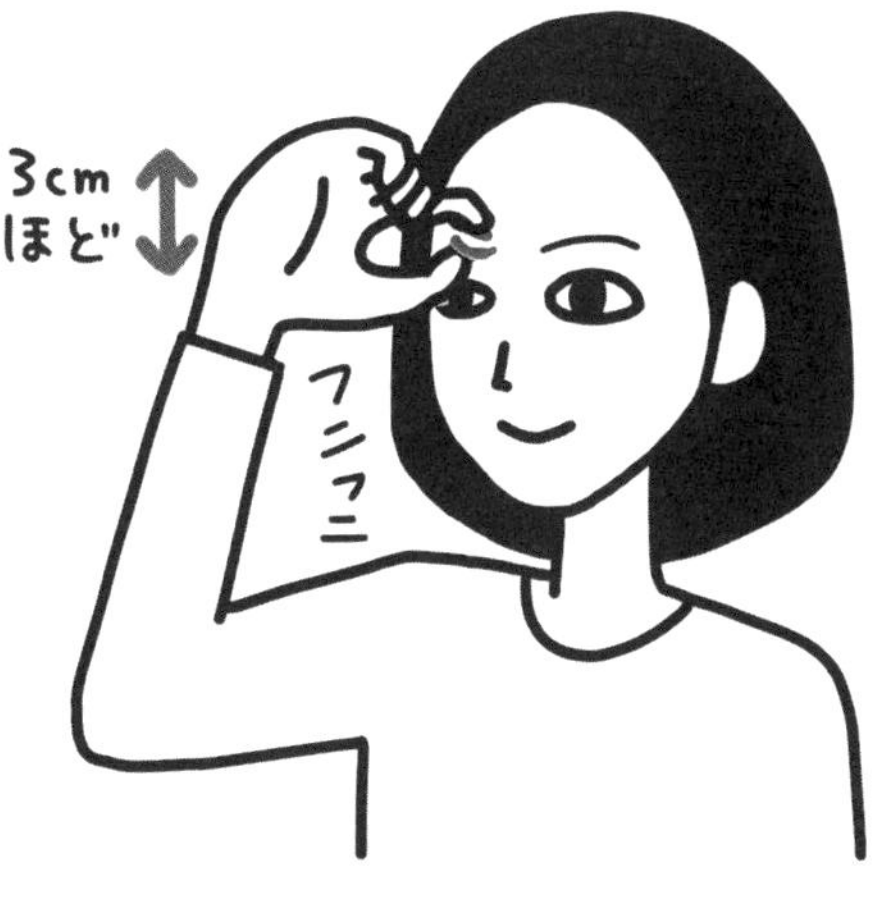

3. ひねっていた皮膚をゆっくり戻す。

4. 2とは逆の方向に45度ぐらいひねり、縦に10回揺らす（ひねるときの左右の順番は、どちらが先でもOK）。

5. ひねっていた皮膚をゆっくり戻す。

6. ゆっくりひと息つく。

7. 反対の目も同様に1～6を行う。

■コツ

・皮膚は上下に3センチほどの幅で動かす（ムリのない範囲で）。

・揺らすスピードは、上下に1度揺らすのに1秒かける程度。

※つまむ皮膚の位置は、だいたいでOK。まぶたに軽く揺れが伝わればバッチリ。

■オマケで期待できる効能

目がパッチリ開く（まぶたが落ちて来る眼瞼下垂の予防）、目のぼやけや充血・頭痛・ストレスの緩和、顔のピクピクや鈍い感じ（マヒ）・集中力などの改善。

目のこりほぐし②「下まぶた」

では次に、下まぶたをゆるめましょう。

■このケアが睡眠を助ける理由

「なぜか、まぶたがピクピクする」という経験、ありませんか?

これには「眼瞼《がんけん》けいれん」という名前が付いていて、疲れやストレスによる症状とされています。整体で見れば、それこそ「目のこり」のサインです。

特に下まぶたは、頬を動かして笑顔をつくる筋肉ともつながっています。そのため、気を遣いすぎる人は疲労で固くなり、無表情がちな人はなまってこわばる場所(筋肉)です。

ここがゆるむと、目にダイレクトに伝わる疲れやこわばりも解けるため、睡眠の質が上がります。

■手順

1．下まぶたの少し下（目とほお骨の間あたり）の皮膚を、親指と人差し指でつまむ。

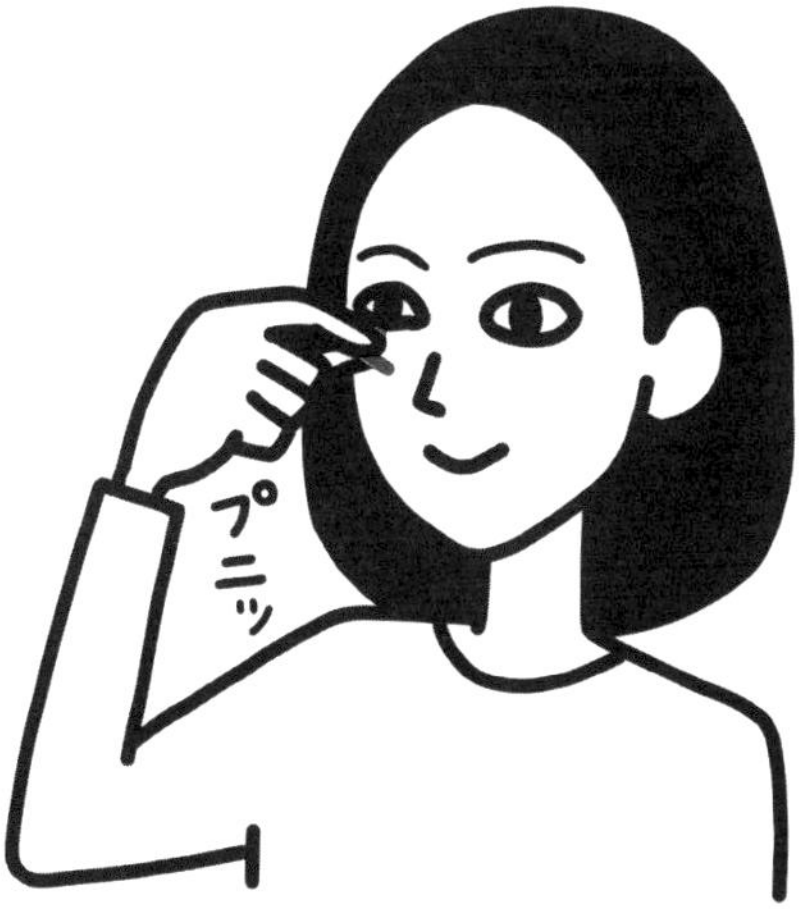

2．その皮膚をつまんだまま45度ぐらいひねり、縦に10回揺らす。

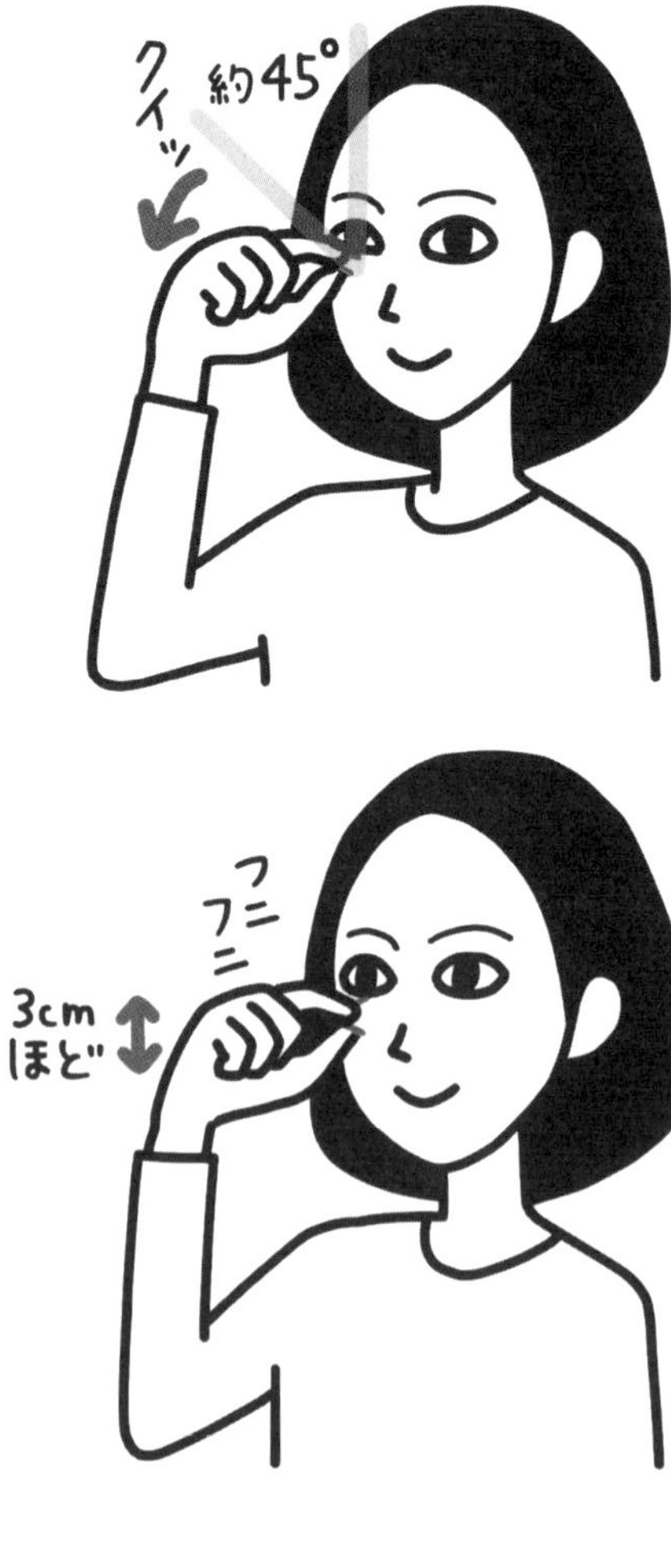

3. ひねっていた皮膚をゆっくり戻す。
4. 2とは逆の方向に45度ぐらいひねり、縦に10回揺らす（ひねるときの左右の順番は、どちらが先でもOK）。
5. ひねっていた皮膚をゆっくり戻す。
6. ゆっくりひと息つく。

■コツ
・皮膚は上下に3センチほどの幅で動かす（ムリのない範囲で）。
・揺らすスピードは、上下に1度揺らすのに1秒かける程度。
※つまむ皮膚の位置は、だいたいでOK。

■オマケの効能

目の乾き・ほお骨まわりのむくみ・目のしわ・目もとのきつさ（緊張感）・表情（特に笑顔）の不自然さなどの改善。

目のこりほぐし③「上まぶた」

では仕上げに、上まぶたをゆるめましょう。

■このケアが睡眠を助ける理由

最も目のこりが抜けるのが、この上まぶたのケアです。

また、ごくごくソフトな眼球への刺激があるので、第2章で説明した「眼球と自律神経のつながり（アシュネル反射）」を一番活かせるのも、このステップです。いい意味で「強制的」にリラックスできるため、これをしている最中に眠気がやって来るのを感じることもあるでしょう。

■手順

1．上まぶたの真ん中あたりの皮膚を、親指と人差し指でつまむ。

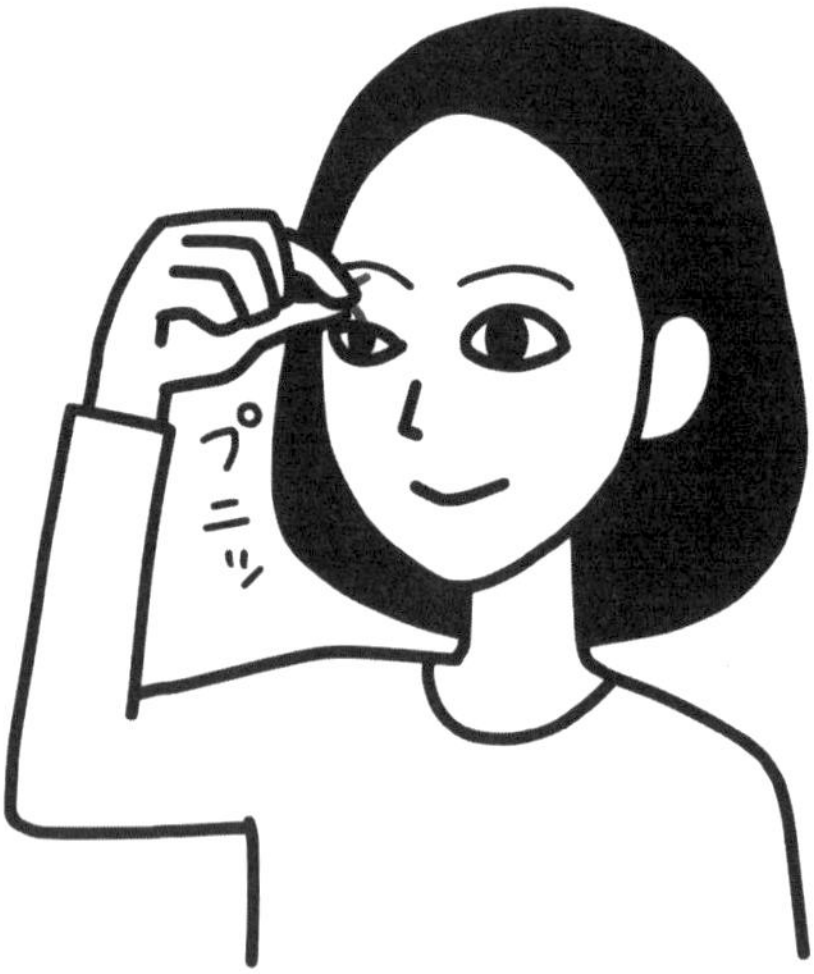

2．その皮膚をつまんだまま45度ぐらいひねり、縦に10回揺らす。

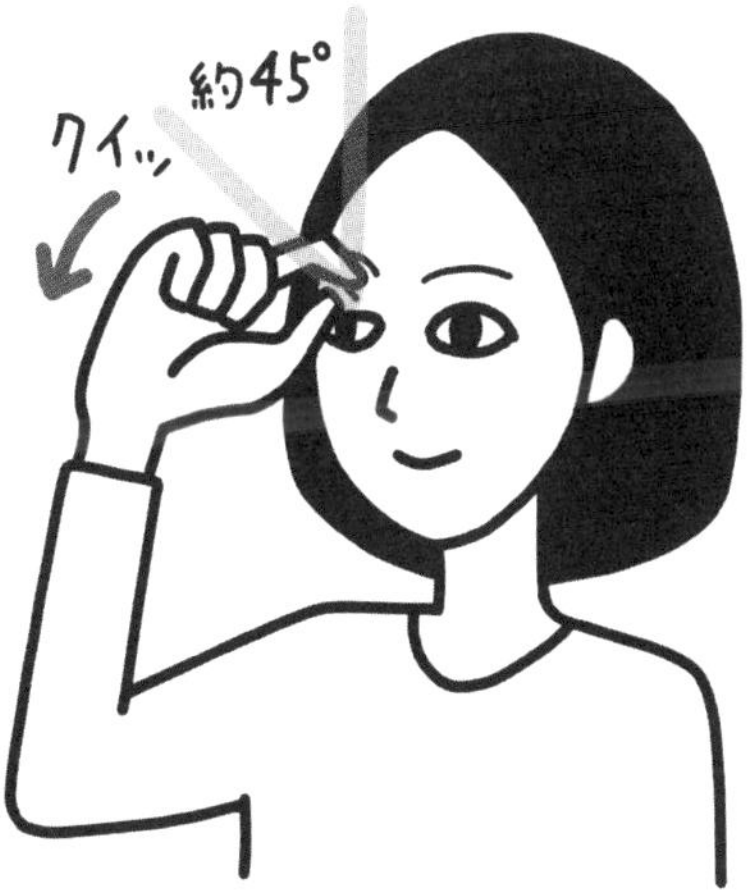

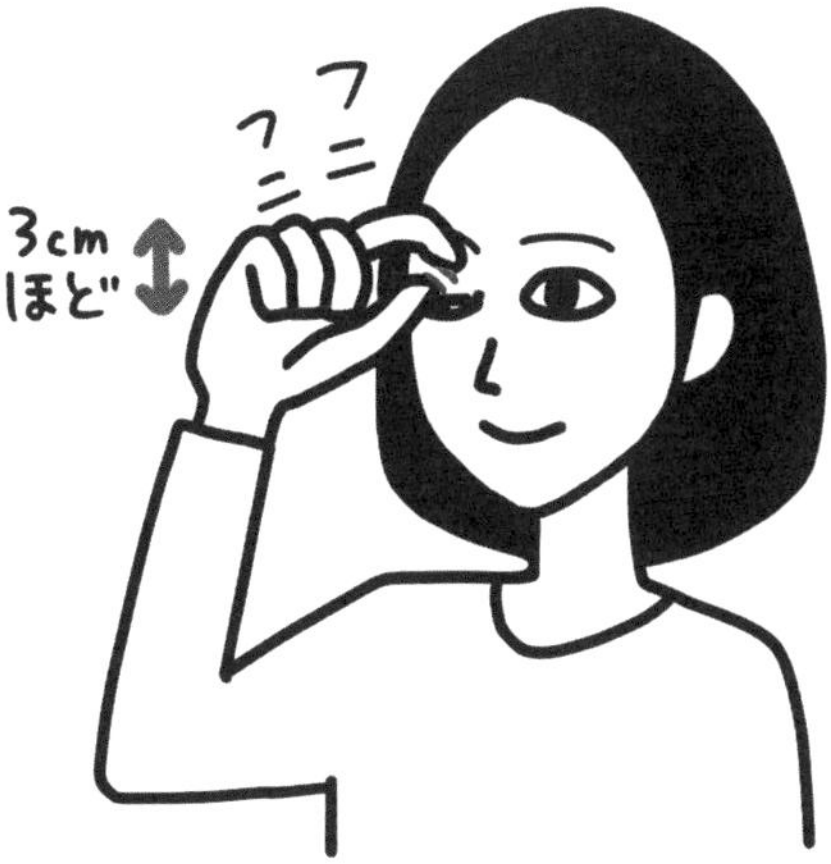

3. ひねっていた皮膚をゆっくり戻す。

4. 2とは逆の方向に45度ぐらいひねり、縦に10回揺らす（ひねるときの左右の順番は、どちらが先でもOK）。

5. ひねっていた皮膚をゆっくり戻す。

6. ゆっくりひと息つく。

■コツ

・皮膚は上下に3センチほどの幅で動かす（ムリのない範囲で）。

・揺らすスピードは、上下に1度揺らすのに1秒かける程度。

※つまむ皮膚の位置は、だいたいでOK。

■オマケで期待できる効能

自律神経のリラックス、眠気の感じにくさ、目力・視界・疲れ目・めまい・ふらつき感・首こり・肩こり・ストレスなどの改善。

よくある質問とその答え

実践編の最後に、よく聞かれることに答えておきます。
迷いや疑問を解消したいときに、ご参照ください。

Q

「ちゃんとできてる」かは、何を基準に判断したらいいですか？

A

やった後に、目のまわりがふんわりとゆるむ感じや、目が少し潤う感じがあればバッチリです。片眼ずつケアを行うようにすると、ケアした側としていない側の比較で、変化がわかりやすくなります。ただ、目のこりがかなり深い場合は、その変化に気がつきにくいケースもあります。そういう場合も、3週間ほど続けてもらうと、効果がわかりやすくなっていくでしょう。

Q

右と左、両側を同時にやっても大丈夫ですか？

A

片側ずつやるほうが、より効果的です。たとえば子どもの頃に、「好きじゃない授業のときにやたら眠かった」という記憶はありませんか？ 言い方は乱暴なのですが、脳には「かったるいほうが眠くなる」という傾向があります。ですから、効率的に済ませようとするのはおすすめしません。（それも交感神経を起こすクセの一種ですよ！）あえて片側ずつ、のんびりやりましょう。そのほうが自然に眠たくなりやすいものです。

Q

どれぐらい続ければ、効いてきますか？

A

個人差がかなりあって、早い人は始めたその日から「眠りやすくなった」と言います。遅い人でも、3週間あれば、目のこりのクセが減っていくのとともに、睡眠への効果も表れやすくなってきます。

Q

皮膚がちょっと痛いのですが？（つまむ力はどれぐらいが良い？）

A

つまんだ皮膚が痛いとしたら、力を入れ過ぎです。大事なのは、つまむという刺激ではなく、あくまでも、つまんだ皮膚を「揺らす」ことです。皮膚がちゃんと動きさえすればOKなので、痛くない程度に「プニッ」と軽くつまむようにしましょう。

Q

眼球を少し押す感じになっても大丈夫ですか？

A

整体には、あえて眼球を押す施術があるぐらいなので、警戒するほどのリスクはないはずです。ただ、念のために、避けておきましょう。ちなみに、眼球の近くに触れるのは「上まぶた」をほぐすときだと思います。このとき、目から少し離れる方向につまみあげるようにすると、指先が眼球に触れることなく揺らすことができます。

Q

寝る前とは別に、日中にもやると効き目は上がりますか？

A

たしかに目の疲れを溜めない、首こりや肩こりを防ぐ、脳を興奮させ過ぎない、などの意味でメリットがたくさんあります。寝る前だけやっても効果は十分期待できますが、スキマ時間にやることもおすすめです。

Q

「目のこりほぐし」は、目を閉じた状態で行っても大丈夫ですか？

A

はい、大丈夫です。94ページからのイラストでは手の位置がわかりやすいように目を開けていますが、目を閉じて行っても効果はまったく同じです。そのままスムースな入眠につなげる意味でも有効だと思います。

Q

どれか1つだけやるとしたら、一番効果が高いのはどれですか？　また、3つともやるときは、どの順番でやればベストですか？

A

3つ目に紹介した「上まぶた」をほぐす方法が、一番です。3つともやるときは、この本で紹介した順に、おでこ↓下まぶた↓上まぶたとやっていただくのが一番効きやすいです。

Q

仕事の合間などに「目のケア」としても使えますか？　でも、眠くなっちゃいますか？

A

もちろん使えます。また、昼間の活動時間に体を起こした状態でやる分には、眠くて困るような状態にはならないかと思います。ご安心ください。

Q

コンタクトレンズをしているときにこのケアを行っても大丈夫ですか？　また、目の手術（白内障やレーシック）を受けたことがある人が行っても、大丈夫ですか？

A

コンタクトをしていても基本的には大丈夫です。まぶたをつまんだ指が眼球に触れないようにしてもらうと、より安全です。強い刺激を加えるものではないので、目の手術を受けたことがある方が行っても、基本的には問題ありません。ただもし、それでも不安な場合は、担当の医師にご相談ください。

Q

このケアは家族など、自分以外の人にやってあげることもできますか?

A

可能です。施術としてもそのまま使えるものなので、痛くならないように力加減には注意しつつ(本人に聞きつつ)、行ってみてください。

Q

やってはいけないときってありますか？

A

ほぼありません。ただ万が一のため、「決して眠くなってはいけないのに眠くなりがちな状況」で行うことだけは、避けておきましょう。

（例）睡眠不足での運転中　など

Q

実際の動きを見せてもらうことはできますか?

A

この本の巻末(156ページ)で紹介する「読者さんサポートサイト」にて、ぼくが実際にケアを行っている実演動画を掲載しています。マネしてもらうと効果もより深まりますので、ぜひチェックしてみてください。

第4章

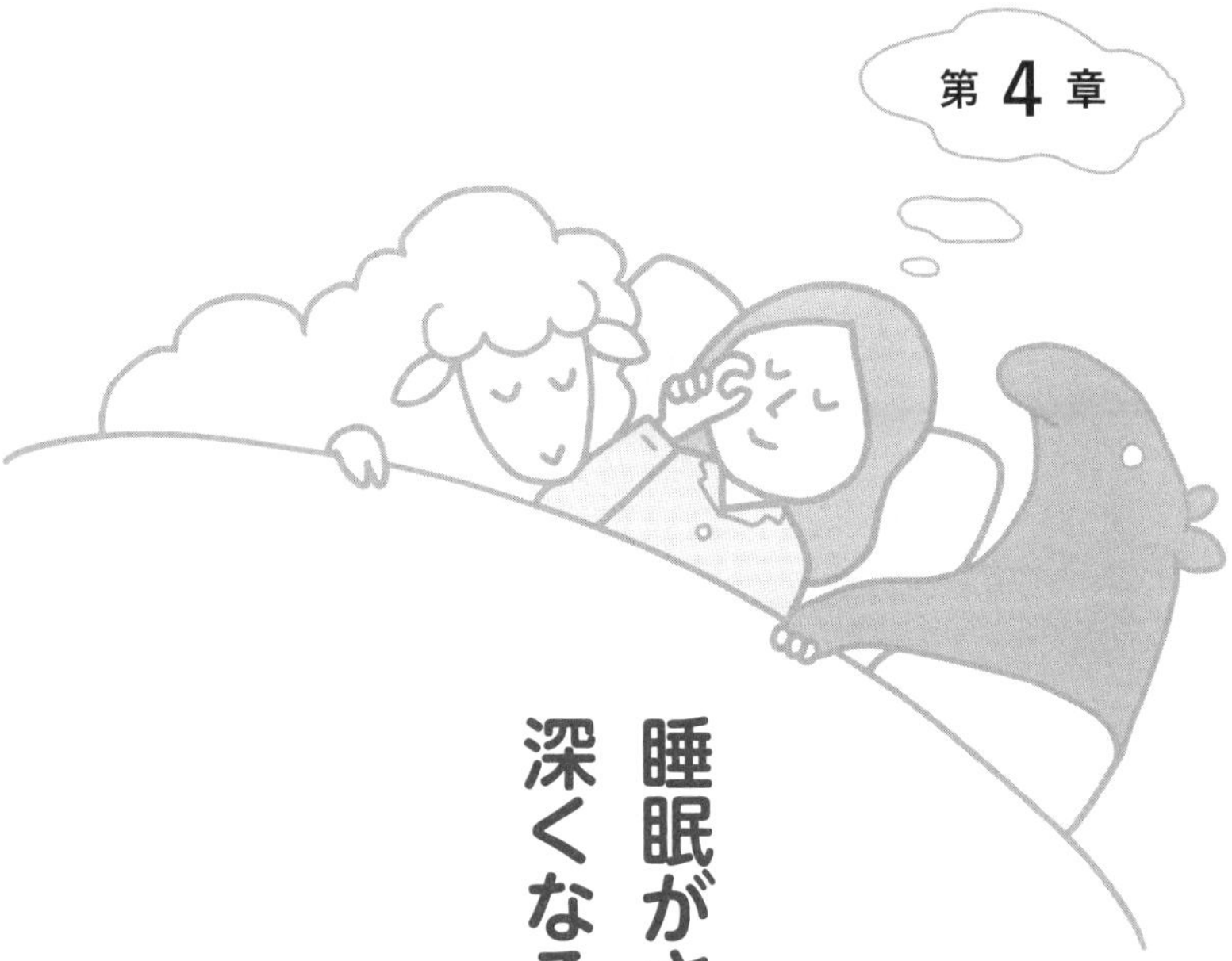

睡眠がさらに深くなるコツ

布団の中でも簡単にできる全身リラックス法

ほとんど自覚されないのですが、現代の生活スタイルには「腕や足がこりやすい」という特徴があります。

考えてみれば、腕（手）は仕事でもプライベートでも、パソコンやスマホで使いっぱなしです。座っている時間が長い分、足はあまり動かすことがありません。

そもそも筋肉は「動かし過ぎ（疲労）」または「サボり過ぎ（停滞）」で固くなるのですが、腕は動かし過ぎ、足はサボり過ぎになりがちです。

特に注意したいのが「肘をつく」とか「足を組む」といった姿勢です。これらはどちらも「つっかえ棒」のように手足を固定させる形であるため、負担が倍増します。

そして、そんな風に手足で体重を支えているとき、サボッてしまっているのは？

——そう、手足以外なわけですから「体幹」なのです。

本来もっとも使うべき体幹ではなく、手足のほうに疲労が偏っている状態。

「局所疲労」が安眠をさまたげる、というお話は第2章でもお伝えしましたね。

その代表が目と脳だったわけですが、それらの次に来る局所疲労の代表格が、手足なのです。

そんなわけで「手足のこわばりをケアするだけで眠りやすくなる」というケー

スも多くあります。ごく簡単ですし、このリラックス法をやっているうちに眠くなることもありますから、奥の手の一つとして、ぜひ知っておいてください。

【全身リラックス法】※布団の中で行えます。

1．5秒かけて息を吸いながら、片方の腕を数センチほど敷き布団から浮かせる（左右どちらから始めても構いません）。

2．息を吐くと同時に、ストンと腕を落として何もせず10秒リラックス。

3．反対側の腕でも同様に（1と2を）行う。

※続いて、足でもまったく同じことをやります。

4．5秒かけて息を吸いながら、片方の足を数センチほど敷き布団から浮かせる

（左右どちらから始めても構いません）。

5．息を吐くと同時に、ストンと足を落として何もせず10秒リラックス。

6．反対側の足でも同様に（4と5を）行う。

ぼくらは「リラックスしよう」と思っても、その意思だけではなかなか上手にはできません。ただ、腕や足を浮かせてあえて力を一旦入れると、その反動で、自然に脱力することができます。また、体がポトンと布団に当たる振動も、筋肉をゆるめる助けになります。

ポイントは、片側ずつゆっくり、呼吸に時間をかけて行うことです。この場合も、動作をスローダウンさせることで、自律神経が落ち着いていきますからね。

ちなみに、眠りやすくなるだけでなく、疲労の回復度合いも良くなります。

眠りに落ちやすい「目のポジション」とは？

「眠りに落ちるときに、黒目は上方向に動く」と、第1章でお話したのを、覚えていますか？

実はこの生理現象……すごく利用価値が高い。

寝入るときに眼球が上に行くのだから、「あらかじめ〝そう〟しておけばいい」のです。

ほとんどの人は、布団に入って「いざ眠ろう」とするときに、ただ普通に目を閉じると思います。黒目はおそらく、真っすぐ前を向いたままですよね。

このときに軽く、力がいらない程度でいいので、目線を上に向けるのです（もちろん、まぶたは閉じたまま）。

不思議に聞こえるかもしれませんが、少しでも寝入る状態に近い環境に置かれると、体は自然と睡眠の準備を始めます。「お風呂やパジャマに着替えることが寝る準備になる」という人がいるように、体の環境が「寝るモード」に入るきっかけになるのでしょう。
実は「このテクニックだけで眠れるようになった」という人も少なくありませ
ん。

ちなみに、これとあわせてお伝えしておきたいのですが、ギュッと力を入れて
目を閉じるようなことは、典型的なＮＧです。
こう聞くと「わざわざそんなマイナスなことはしませんよ！」とおっしゃる人
も多いのですが、ほとんどの場合が、無意識です（笑）。眠りにくくて「寝な
きゃ！」という気持ちが強いときほど、つい力が入ります。これが起こりがちな
のは、口まわり、首や肩まわり、そして目のまわりです。

以上のことを頭に入れておけば、「目を軽く上に向けよう」としたときに、「ついでに体の力も抜こう」とセットで思い出せるはず。

そんな「一石二鳥」を狙ってお伝えしてみたわけですが、自分が「知らないうちに力んでた」と気づくことにはすごい価値があります。「そこの力」を抜くようにするだけで、眠りやすさも睡眠の質も上がりますので、力みについてもぜひ、意識してみてください。

不眠になる3大NG習慣と、避け方

「睡眠の質を上げるための情報が多すぎて迷うのですが、何から手をつけたらいいですか？」

こんな質問をもらうこともあります。

そこで、特に重要な3つに絞ってお伝えしましょう。

まず1つ目は「寝る前のスマホ」です。

ここまででも触れて来ましたが、やはりこれは、安眠の大敵です。睡眠の質を下げるための最も効率の良い方法、と呼んでもいいほどです。理由は、目や脳を興奮させてしまうから。

とはいえ、「布団の中でスマホを見たまま寝落ちするのが習慣になっているから、これをやめるのはつらい」という人もいます。そんな場合は、寝る前のスマホを「やめる」のではなく「別のものに替える」とうまくいきやすいものです。

たとえば、マンガや小説です。またもし、電気を暗くした状態で楽しみたいのであれば、電子書籍専用端末「Kindle（キンドル）」もスマホよりはずいぶんマシです。

2つ目に重要なのは「午後のカフェイン」です。

いくつかの説がありますが、おおよそ「寝る前4〜8時間ぐらいはカフェインを摂らないほうが良い」とされています。理由は単純で、頭や目が興奮してしまうからです。

たまに「カフェインを摂っても眠れてます！」という人もいます。しかし、よくあるパターンは「ただ、途中で目が覚めることはあります」というもの。寝つきにくくなるだけでなく、睡眠が浅くなったりトイレが近くなったりすることで、せっかくの回復効果が「ぶつ切り」になることもあるわけです。

「職場にあるのがコーヒーだから」「なんとなくの習慣で」というのもわかるのですが、それだけで睡眠の質を下げてしまうのは、さすがにもったいないと思います。

これも「カフェインをやめる」というより「別のものに替える」と考えましょう。カフェインレスのコーヒーや紅茶の味も良くなってきていますし、「実は、別の飲みものでOKでした」という声もよく聞きます。

ちなみに栄養ドリンクは、商品によっても違いますが、コーヒーと同等かそれ以上のカフェインを含むものもあります。やはり適度に「置き換え」をしていけるとよいでしょう。

3つ目は「局所疲労」です。

全身疲労ではなく一部だけが疲れている状態だと、「気になって神経がピリピりするから眠りにくくなる」。これはもう、ご説明済みですね。

その代表が、目や手足の局所疲労であり、これらについては、すでに対処法をお伝えしました。ただ、座っている時間が長い人は、それらの他にも、いろんな場所に「局所疲労」が溜まります。これはもうデスクワーカーの宿命のようなものなので、できるだけ「全身疲労に切り替えていく」ことでバランスを取りましょう。

全身疲労といえば水泳が有名ですが、もっともっと身近なのが、散歩です。通勤や買いもののついででも構いません。歩く時間を5分長くするだけでも、睡眠の質は上がります。

また、目や腕、背中や腰、ふくらはぎといった「局所疲労が溜まりやすい場所」をほぐすことも、とても有効です。たとえば、たった5分のストレッチだとしても、質の悪い睡眠を余分に5分取るより、効果的です。もちろん「目のこりほぐし」が圧倒的におすすめなわけですが（笑）、これに限らず、布団に入る前のストレッチ系のリラックスは、非常に有効です。

これらの他にも、重要とされるものはたくさんあります。

ただ、いろいろなことに幅広く手を出すより、「優先度の高いもの」「自分に合うもの」を探すことのほうが大切です。

まずはこれらの3つから、あなたがピンとくるものを試してみてください。

睡眠導入剤・アルコールとの付き合い方について

睡眠導入剤を使ったことはありますか？

お薬の力を借りて眠っているという人も、珍しくないでしょう。

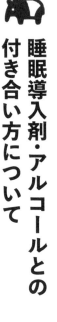

少し古い調査報告ですが、１９９７年の時点でさえ、日本の一般成人のおよそ14人に１人が睡眠薬を使用していたそうです（国立保健医療科学院の睡眠に関する健康調査より）。

睡眠改善薬がテレビＣＭにも登場し、ドラッグストアなどで気軽に購入されるようになった今では、おそらく当時よりも多くの人が使用しているものと思われます。

もちろんそれは、悪い選択肢ではありません。眠れないよりは、何かの力を借りてでも眠れたほうがプラスです。

ただ一方で、「薬を手放せなくなるのは怖い」という気持ちも自然なものです。

睡眠導入剤とは別に、眠りに良い材料を見つけたら、ムリのないペースで減薬を試みるのが良いかと思います。

また、依存性がないとされるメラトニン系のサプリに切り替えていくのも良い方法です。

ただし、睡眠導入剤と似ているようでまったく違うのが、アルコールです。

寝酒にはたくさんのリスクがあります。たとえば代表的な3つを挙げると……

・睡眠が浅くなり疲れが抜けない
・内臓疲労が溜まる（特に肝臓と腎臓と膀胱）
・アルコール依存症につながる

これらの中でも「疲れが抜けない」という点は、もはや本末転倒でしょう。

回復力が落ちてしまうならば、無理やり眠ってはいても、効率が非常に悪い。

寝酒が高じてアルコール依存症になってしまうケースも珍しくありません。ほんの一杯程度ならまだしも、もし酒量が少しずつでも増えていく傾向がみられたら、すぐにでも他の手段への切り替えを考えましょう。

医師の助けや薬も含めて、サポートが必要な時期は、誰にでもあります。それらを極端に避ける必要はありません。ただ、頼り切りにはせず、適度に付き合いつつ、こちらの準備ができたら、ゆっくり離れるようにしましょう。

「眠れない夜もＯＫ」理論
～ただし、１つだけ条件あり～

「今日こそは寝ないとヤバい……」

そういうプレッシャーを感じたことはありますか？

その焦りがかえって緊張感を呼び、余計に眠れなくなってしまう。それはわかってる！　でも、無理やりにでも寝ないといけない事実は変わらない……。

そんなときのために一つ、気持ちが楽になる睡眠の雑学をお伝えしましょう。

それは「横になっているだけでも、回復できる疲労は少なくない」ということです。

まず、肉体疲労については、楽な体勢で休息しているだけでもかなり解消されます。たとえば、思い出してもらいたいのは小学生の頃の「50メートル走」。全力ダッシュしてへとへとに疲れても、しばらく休んでいれば回復しますよね。

一方でポイントとなるのは、内臓疲労や神経疲労です。

これらが深く回復するのは、睡眠時だと言われています。

とはいえ、食後に激しく動けばおなかが気持ち悪くなったり、逆にゆっくりしていれば消化が促されたりするのは、ご存じの通りです。つまり内臓疲労も、休息によってある程度は回復できます。

また、神経疲労についても、目を閉じていれば、視覚からくる疲労がなくなるため、ゆっくりでも回復できる。

だから、たとえ眠れなくても、神経疲労だってそれなりに対処できる。


そう……「そのはず」だったのです。

ここが本当に大事で、現代ではそれも「条件付き」になってしまっているのです。

その条件とは、何か？

そうです、「目のこり」です。

もし目のこりがあれば、目を閉じて休んでいても、目や脳が休まりにくくなっている。すると、いろんな「考えごと」をしてしまって、神経が休まるヒマがありません。また、自律神経もリラックスできないため、肉体疲労や内臓疲労の回復も小さいものになってしまうのです。

逆に言うと、目のこりをゆるめておくことは「眠れないとき」にさえ役立つのです。目を閉じているだけで回復できる疲労の質と量が改善されるわけですからね。

というわけで、少しずつでも目のこりのケアを習慣にしてもらえば、眠れないときのリスクや負担も小さくすることができます。

それでも眠りにくいときには

さて、ここまでで、最新の快眠法は、ほぼ伝え終わりました。

これからあなたの睡眠がより心地良いものになっていくことを祈っていますが、中には「それでもまだ眠りにくい」と悩む人もいるかと思います。

最後に、そんな人のためのヒントをお渡ししておきます。

改善がなかなか見られないときの代表的なパターンは、３つ。

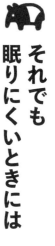

1つ目は、結果を焦り過ぎているパターンです。

目のこりのケアを始めた当日や、数日以内に眠れるようになるという人は、そう多くはありません。3週間はぜひ、続けてみてください。

2つ目は、ケアのやり方にもれや勘違いがあるパターンです。

特に多いのは、「強すぎる」「速すぎる」というケース。「効果が高まる3つのポイント」（87ページ）で解説したコツを、まずは見直してみてください。巻末で紹介する読者さんサポートサイトでは、ぼくがやっている実演動画も見られます。ちょっとしたことで効果が大きく変わりますから、より効きやすいやり方を探ってみてください。

3つ目は、疲れが深い場合です。

神経の疲れが、脳や背中にも溜まってしまっていると、自律神経が「お休みモード」になり切れなかったりします。そういうときには、もう一歩深いケアが必要。少しマニア向けになるため本書では紹介しませんでしたが、読者さんプレゼントとして「奥の手」的なセルフケアを2つ追加でご用意してありますので、巻末のご案内（156ページ）からゲットしてください。

また、ぼくらの自律神経は、バイオリズムや気候、食べものや飲みもの、日中の出来事やストレスなど、本当にさまざまな要素から影響を受けます。そのため、すごく健康な人でさえ、眠れない夜というのはあるものです。

「何をしても眠れる感じがしない」というときは、布団から出ましょう。

そして寝室やご自身の「ムード（空気や気分）を変える」ようにしましょう。

シャワーを浴びてみる、窓を開けて換気する、キャンドルを灯してみる、ストレッチしてみる、好きなミルクやお茶（ただしカフェインはないもの）を飲んでひと息つく、目を温めてみる、日記を書いてみる……などなど、なんでも良いのです。

というのも、布団の中でもんもんと苦しむのは「眠れないパターンの強化」になってしまうからです。このループにハマるとなかなか抜け出せないのは、心当たりもあることでしょう。

だから、手段は何でもいいのです。
「眠れないパターンから抜け出る」という習慣を身に付けましょう。

少し睡眠時間が短くなったとしても「眠気を貯金する」ようなつもりで、何か別の作業を自分に与える。そうすれば、動かせないでいた神経のスイッチが切り替わります。いったん動いたスイッチは、オンにするにもオフにするにも柔軟性が出てくるものです。

そういう意識でいれば、「眠れないときの有効策」が集まっていきます。ちなみにぼくにとってのその1位は「目のこりほぐし」なわけですが、2位以降はたとえば、頭皮のマッサージだったり歴史小説だったりします。

こういった「切り札的に使える手段」が1つでも2つでも見つかれば、「もし眠れなかったらアレをすればいい」というお守りのような効果を持ちます。すると、布団の中で「眠れなかったらどうしよう」と思う不安が和らぎます。そういった、お守りがある安心感が、寝つきを助けてくれるようになっていきます。

眠れない夜はある意味、その「お守り探しのチャンス」だと考えてみてもいいかもしれません。

おわりに

実はぼく自身も20代の後半に自律神経を弱らせて、眠れない日々を過ごしました。

だから、へとへとに疲れているのに寝つけないもどかしさは、よくわかります。

それ自体がストレスになって余計に眠れないほどでした。

あの頃のぼくは、それこそ寝る直前まで、目を酷使していました。

そして、眠れるようになるために、ストレッチをガンガン強くやったり、眠気を誘うアロマをたいたり、リラックスできるはずの音楽をかけたりと、できることは何でも試しました。

それでも……眠れない。

当時はわかっていませんでしたが、焦りながら行っていた対策は一つひとつが荒く、刺激の種類も多すぎて、むしろ自律神経を興奮（＝緊張）側にしてしまっていたのでしょう。

そんなある日、パソコンが故障してデスクワークがほぼできないときがありました。

その夜は、なぜかよく眠れたし、朝の目覚めもずいぶん良かった……。

あの朝の不思議さが混じった爽快感は、今でもよく覚えています。この本の根っこは、あのときの原体験につながっているのかもしれません。

最後にもう一つだけ、お伝えしたいことがありました。

それは「1割ずつ良くなれば十分」ということです。

苦しかったならその分だけ、ぼくらは回復を急ぎたくなります。それは仕方がないことでもあります。ただ、あんまり焦り過ぎると「すぐ改善しない自分自身や自分の体を責める気持ち」が生まれてしまう。それはもったいないし、自律神経にも良くありません。

筋肉痛などのシンプルな問題とは違って、神経に関わる睡眠の問題は、改善に時間がかかることも多いものです。

だから、「すぐにぐっすり眠れるようになるはず！」なんて重たい期待を、自分に課さないであげてくださいね。

ここで、ちょっとイメージしてみてください。

仮に、5時間しか眠れなくて悩んでいる、というケースを考えてみましょう。

もしこの睡眠の質が、たった1割だけでも良くなったら、どうなりますか?

5時間は300分ですから、その1割は30分です。つまり、たった1割だけ睡眠の質が改善するだけでも「30分ぐっすり眠れる」ぐらいの追加の回復効果が期待できるわけです。

そこから始めても、十分に仕事や生活の快適度は上がっていくでしょう。

体は「今までの状態を維持しよう」とするものです。

ダイエットがわかりやすい例ですが、少しずつ良い状態になっていけばその分、長く定着します。むしろ、反動（リバウンド）が起きるリスクもありません。

これはちょうど、「目のこりほぐし」のコツと同じですね。

焦ったり急いだりするほうが、遅くなる。

体質改善だって生活改善だって、ムリのないペースでゆっくり進めていくことこそが、最速です。

大きくはなく、派手でもない、ちょっとした変化を見守っていきましょう。その「待ってあげる心構え」がきっと「自分にやさしい」ということの根本であり、自律神経の改善のベースになるものだと、ぼくは思います。

もちろん、できるだけ早い回復を祈りつつ、それが十分期待できるセルフケアをご用意しました。

ただ、あなた自身の心が窮屈になることなく、のんびりした気持ちで睡眠改善を進めていけますように。この本がそんなあなたの枕元にあって、「お守り」のような存在になることができたら、著者として最高の喜びです。

それでは、くれぐれも、お大事に。

おやすみなさい。

永井　峻

読者さんプレゼントと実演動画について

最後の最後までお読みいただいて、ありがとうございます！

このご縁をより良いものにできればと、読者さん限定プレゼントを用意しました。

プレゼントの内容は……

・頭や背中に溜まった神経の疲れのセルフケア（動画）

・眠りを助けるツボと、その効果を数倍に上げる刺激法（動画）

・この本の要点が超効率的にわかるポイント解説（音声）

といったものです。

応募された方たち全員に、もれなく当たります。

また、このプレゼントに応募ができる「読者さんサポートサイト」では、ぼくの「実演動画」も公開しています。セルフケアを行う際に、リアルな動きを見てマネしながらやると、効果がやはり大きく向上します。ぜひ合わせて、ご利用ください。

●読者さんサポートサイトはこちらからどうぞ。

1．ＱＲコードはこちらです。

2．または「楽ゆる　読者サポート」でグーグル検索してください。
その検索結果の1位に、読者サポートサイトが表示されます。
念のため、ＵＲＬは以下の通りです。

https://www.ht-b.jp/bh/dokusya_support.html

永井 峻　Nagai Takashi

楽ゆる整体 & スクール代表。「楽ゆる健康ラボ」所長。1982年、富山県生まれ。横浜国立大学卒。26歳で自律神経失調症になり、まともに眠れない半年間を過ごすが、アメリカの整体で回復。整体師になってからも自律神経を専門とし、その回復の要として、睡眠の質を上げる施術やセルフケア指導に注力してきた。その中でも「眠気を呼び込む快眠術」は手軽さと即効性が喜ばれ、本書の元となった快眠セミナーも大好評だった。これまで、スポーツ選手、プロダンサー、医師などの専門家を含め、約10万件の施術・指導を実施。予約が1年先まで埋まっており、キャンセル待ちが1000人を超えるため、自宅でできるセルフケアの提供に注力している。「早い、かんたん、なのに効く！」をモットーとする楽ゆる式メソッドは「誰でもすぐ効果が出る！」と好評。著書に『1日1分で人生が変わる おなかもみ上げ』（自由国民社）、『カチコチ体が10秒でみるみるやわらかくなるストレッチ』（高橋書店）などがある。

楽ゆる整体
https://www.ht-b.jp/